BEI GRIN MACHT SICH IHR
WISSEN BEZAHLT

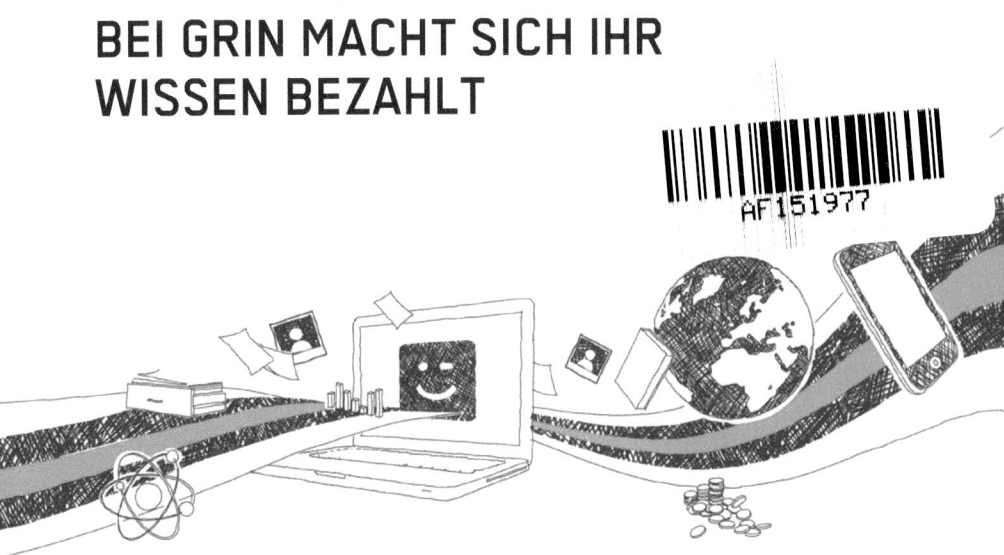

- Wir veröffentlichen Ihre Hausarbeit,
  Bachelor- und Masterarbeit

- Ihr eigenes eBook und Buch -
  weltweit in allen wichtigen Shops

- Verdienen Sie an jedem Verkauf

Jetzt bei www.GRIN.com hochladen
und kostenlos publizieren

Bibliografische Information der Deutschen Nationalbibliothek:

Die Deutsche Bibliothek verzeichnet diese Publikation in der Deutschen National-
bibliografie; detaillierte bibliografische Daten sind im Internet über http://dnb.d-
nb.de/ abrufbar.

Dieses Werk sowie alle darin enthaltenen einzelnen Beiträge und Abbildungen
sind urheberrechtlich geschützt. Jede Verwertung, die nicht ausdrücklich vom
Urheberrechtsschutz zugelassen ist, bedarf der vorherigen Zustimmung des Verla-
ges. Das gilt insbesondere für Vervielfältigungen, Bearbeitungen, Übersetzungen,
Mikroverfilmungen, Auswertungen durch Datenbanken und für die Einspeicherung
und Verarbeitung in elektronische Systeme. Alle Rechte, auch die des auszugsweisen
Nachdrucks, der fotomechanischen Wiedergabe (einschließlich Mikrokopie) sowie
der Auswertung durch Datenbanken oder ähnliche Einrichtungen, vorbehalten.

Impressum:

Copyright © 2017 GRIN Verlag, Open Publishing GmbH
Druck und Bindung: Books on Demand GmbH, Norderstedt Germany
ISBN: 9783668564541

Dieses Buch bei GRIN:

http://www.grin.com/de/e-book/379302/die-zukunftsvision-der-krebsimmuntherapie-
mit-natuerlichen-killerzellen

Carina Miller

Die Zukunftsvision der Krebsimmuntherapie mit natürlichen Killerzellen

GRIN Verlag

GRIN - Your knowledge has value

Der GRIN Verlag publiziert seit 1998 wissenschaftliche Arbeiten von Studenten, Hochschullehrern und anderen Akademikern als eBook und gedrucktes Buch. Die Verlagswebsite www.grin.com ist die ideale Plattform zur Veröffentlichung von Hausarbeiten, Abschlussarbeiten, wissenschaftlichen Aufsätzen, Dissertationen und Fachbüchern.

Besuchen Sie uns im Internet:

http://www.grin.com/

http://www.facebook.com/grincom

http://www.twitter.com/grin_com

Die Zukunftsvision der Krebsimmuntherapie mit natürlichen Killerzellen

Seminararbeit zum Thema „Krebs" vorgelegt von:

Carina Miller

Gymnasium Gammertingen
Kiverlinstraße 23-25
72501 Gammertingen
Schuljahr 2016/17

Abgabe: 02.06.2017

Abstract

Das menschliche Immunsystem ist durch seine Vielzahl an Leukozyten dazu in der Lage, Tumorzellen als fremd zu erkennen und sie zu eliminieren. Zur einwandfreien Immunüberwachung ist das Zusammenspiel der unspezifischen und der adaptiven Immunabwehr wichtig, sodass die Immunzellen durch gegenseitige Aktivierung die bestmögliche Effektivität erreichen. Jedoch widersetzten sich Tumorzellen der Kontrolle des Immunsystems, indem sie durch Mutationen und Selektionsprozesse dieser Kontrolle entgehen. Außerdem können sie viele verschiedene Immune-Escape-Mechanismen entwickeln. Mithilfe der Krebsimmuntherapie sollen Immunzellen eine selektivere Wirkung gegen Tumorzellen erhalten. Die natürliche Killerzelle bietet dazu viel Potential, da sie entartete Zellen durch über 20 verschiedene Rezeptoren erkennen und sie durch Einleitung der Apoptose töten kann. Ihre Aktivierung basiert auf dem Gleichgewicht aktivierender und inhibierender Signale, sowie den Lipid Rafts. Beim Missing- oder Induced-self, was meist auf entartete Zellen zutrifft, wird die natürliche Killerzelle aktiviert. Durch die Sekretion von Perforinen, Granzymen, TNF-α, IFN-γ und HMGB1, regt sie die Zielzelle zur Apoptose an. Um die Aktivität der natürlichen Killerzelle bei Patienten zu steigern, gibt es verschiedene Methoden in der Immuntherapie, die vor allem auf den NK-Rezeptoren oder Interferonen basieren. Besonders effektiv erwiesen sich in Studien Anti-CD20-Antikörper, die die NK-Zelle zum Tumor lockt und die Aktivierung allogener NK-Zellen mit Interleukinen. Die natürliche Killerzelle bietet der Forschung somit viele Möglichkeiten zu zukünftigen möglichen Therapieformen um Krebs zu heilen.

Inhalt

1 Einleitung

Jedes Jahr erhalten eine halbe Million Deutsche die Diagnose Krebs. Jeder vierte Deutsche stirbt an dieser Krankheit [37]. Somit ist Krebs, zu dem über hundert verschiedene Erkrankungen gehören, die zweithäufigste Todesursache in Deutschland [37, 38]. Nur 30% der Patienten können geheilt werden [38].

Die derzeit am häufigsten angewandten Behandlungsmethoden sind Operationen, Chemo- und Strahlentherapien. Jedoch haben besonders Chemo- und Strahlentherapien starke Nebenwirkungen, die dem Patienten zusätzlich schaden. Deshalb sind selektivere Therapien mit höherer Erfolgsquote erforderlich [16].

Jeder Mensch besitzt bereits ein Organ, welches in der Lage ist, Krebszellen zu zerstören [17]. Es ist das Immunsystem [20]. Schon in den 1960er Jahren wurde die Hypothese aufgestellt, dass das Immunsystem gegen Krebszellen vorgehen kann [17]. Es besteht aus $2 \cdot 10^{12}$ Lymphozyten, welche dazu beitragen, dass Krebszellen schnell erkannt und vernichtet werden [2, 17]. Meist schafft das Immunsystem es zuverlässig, Krebszellen zu vernichten. Allerdings entwickeln Tumore verschiedene Mechanismen, um dem Immunsystem zu entkommen. Ansätze der Immunonkologie sind daher solche Wehrlosigkeiten des Immunsystems, welchen durch gezielte Aktivierung entgangen werden soll. Ziel ist es, Krebszellen mithilfe des Immunsystems zu zerstören [16]. Das Immunsystem soll gestärkt werden, um Krebszellen früh erkennen und eliminieren zu können [17]. Erste Versuche, das Immunsystem für die Bekämpfung gegen Krebs zu nutzen, gab es schon im 19. Jahrhundert [15]. Der Immunologe Paul Ehrlich hatte die Idee einer „Zauberkugel", die gezielt Toxine im Körper lenkt, um Krankheiten zu heilen. Gemeint waren Antikörper, die spezifisch an Tumorantigene binden [6]. Auch Ehrlichs ersten chemotherapeutischen Substanzen lag die Idee der Zauberkugel zugrunde. Somit ist er der bedeutendste Immunologe seiner Zeit [41]. Heute ist die Krebsimmuntherapie ein hochspezialisiertes Gebiet der Medizin [15].

1975 entdeckte Kiessling eine Immunzelle, die bis heute große Erfolge in der Immuntherapie verspricht und Mittelpunkt vieler Forschungsprojekte steht. Er nannte sie natürliche Killerzelle, da sie eine schnelle zytotoxische Reaktion ohne vorhergehende antigenspezifische Aktivierung vorweist [39].

10% der Leukozyten sind natürliche Killerzellen. Sie können entartete Zellen erkennen, und durch zytotoxische Granula zerstören, welches durch Perforine in die entarteten Zellen gelangt. Die Aktivierung der natürlichen Killerzelle wird dabei durch ein Gleichgewicht aktivierender und inhibierender Rezeptoren geregelt. Körpereigene Zellen exprimieren inhibierende Rezeptoren, sodass sie nicht von der NK-Zelle angegriffen werden. Entartete Zellen werfen diese aber meist ab, um den T-Zellen zu entgehen, werden dafür aber von der NK-Zelle erkannt. Somit hat die natürliche Killerzelle großes Potential in der Tumorabwehr. Die zur angeborenen Immunabwehr gehörenden Zellen, können auch andere Immunzellen durch aktivierende Zytokine aktivieren. Sie sind somit essentiell für die Aktivierung der erworbenen Immunabwehr [17]. Mit ihren über 20 verschiedenen Rezeptoren bieten sie der Immunonkologie zudem viele Möglichkeiten, sie auf verschiedene Weise zu aktivieren, um ihre Effektivität in der Vernichtung von Tumorzellen noch zu steigern [12].

2 Das Immunsystem

Das Immunsystem ist das biologische Abwehrsystem des Menschen [1]. Die Aufgabe des Immunsystems liegt im ersten Schritt im Erkennen von Fremdartigem, das in unserem Körper vorliegt. Auf dieser Grundlage geht es gegen Krankheitserreger, entartete Zellen und Fremdproteine vor und vernichtet diese. So soll der Mensch vor Parasiten, Krankheiten und Tumoren geschützt werden [1].

2.1 Zellen des Immunsystems

Leukozyten sind die weißen Blutzellen. Sie tragen auf verschiedenste Weise zur Immunabwehr bei. Sie können untereinander durch Interleukine (Zytokine/Botenstoffe/Proteine) kommunizieren, indem diese von einer Zelle entlassen werden und an den Rezeptoren einer anderen Zelle andocken [1]. Alle Immunzellen stammen von den pluripotenten („vieles können") Stammzellen ab [6].

Leukozyten können auf dreierlei Wege im Körper transportiert werden. Durch das Blut, durch selbstständige Bewegung oder durch die Lymphe, was allerdings nur auf die Lymphozyten zutrifft [3, 6].

2.1.1 Makrophagen

Makrophagen gehören zur unspezifischen Immunabwehr [1]. Sie befinden sich vor allem in Gewebe wie Lymphknoten, Leber, Milz, Lunge und Niere [2]. Die Monozyten sind Makrophagen-Vorläufer und gehören ebenso zu der unspezifischen Immunabwehr [6]. Makrophagen können Erreger erkennen, phagozytieren und diese verdauen [1]. Als größte Phagozyten aller Zellen phagozytieren sie alles Fremde sowie abgestorbene körpereigene Zellen. Sie gehören zu den antigenpräsentierenden Zellen (APC) [6].

Auf der Oberfläche vom Makrophagen befinden sich Mustererkennungsrezeptoren, unter anderem Toll-ähnliche Rezeptoren, die Antigene von Erregern erkennen [1, 6]. Es werden dabei keine bestimmten Erreger erkannt, sondern ausschließlich Erregergruppen. Makrophagen besitzen keine Antigenspezifität [6].

Durch den Fc-Rezeptor wird die Phagozytose effektiver. Mit diesem kann die Makrophage an das hintere Fc-Ende eines Antikörpers binden. Der an dem Makrophagen gebundene Antikörper bindet nun bestimmte Erreger, die der Makrophage direkt phagozytiert [6].

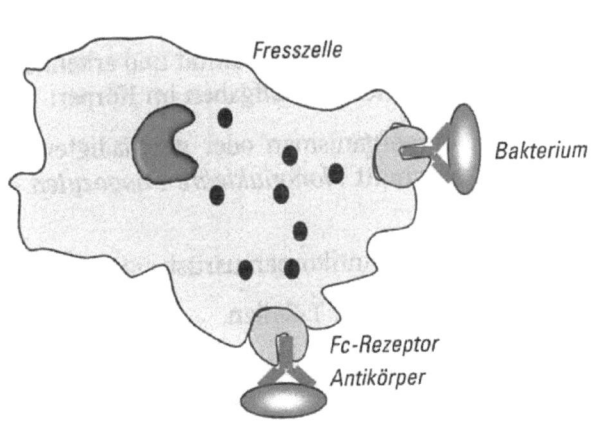

Abb. 1 [6]: An die Fc-Rezeptoren des Makrophagen haben Antikörper gebunden, welche Erreger, wie zum Beispiel Bakterien, spezifisch binden. Jetzt kann der Makrophage die Bakterien phagozytieren.

Der Makrophage zerstört Fremdkörper durch intrazelluläres Killing [12]. Bei der Phagozytose wird der Fremdkörper in das Phagosom (eigenes Kompartiment in dem Makrophagen) der Makrophage eingeschlossen [3]. In dem Phagosom herrscht ein saurer pH-Wert, sodass der Fremdkörper abgetötet wird [6]. Mithilfe Enzyme aus den Lysosomen der Zelle (anderes Kompartiment) wird der Fremdkörper enzymatisch abgebaut und verdaut [3]. Wenn Phagosom und Lysosom fusionieren, entsteht ein Phagolysosom, in dem der Fremdkörper durch die Enzymen verdaut wird. Makrophagen präsentieren die Antigene dann zusammen mit den MHC II Molekülen den Lymphzellen, um eine spezifische Immunreaktion einzuleiten [6].

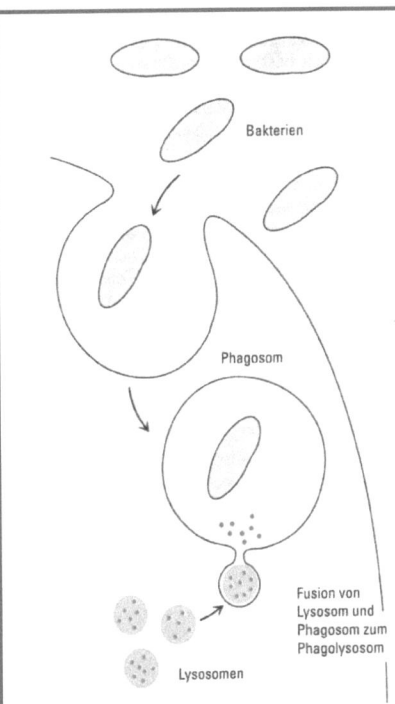

Bakterien

Phagosom

Fusion von
Lysosom und
Phagosom zum
Phagolysosom

Lysosomen

Abb. 2 [6]: Die Phagozytose beginnt mit der Aufnahme des Fremdkörpers, zum Beispiel eines Bakteriums, durch Endocytose. Dabei stülpt sich die Zellmembran nach innen ein und bildet ein Phagosom, in welches das Bakterium eingeschlossen wird. Das Phagosom fusioniert dann mit einem Lysosom, welches Enzyme zur Verdauung des Bakteriums entält, zum Phagolysosom.

Bevor das Antigen jedoch auf der Oberfläche präsentiert werden kann, muss in dem Makrophagen die Antigenprozessierung stattfinden. Dafür werden zuerst MHC-Klasse-II-Proteine in dem Makrophagen synthetisiert und verpackt. Nimmt der Makrophage ein Antigen durch Phagozytose auf, baut es die Protease Cathepsin B zu Bruchstücken ab, sodass es auf MHC-Klasse-II-Moleküle geladen werden kann. Das Vesikel mit dem MHC-Klasse-II-Protein und das Phagosom verschmelzen miteinander, sodass die synthetisierten MHC-Klasse-II-Proteine die prozessierten Antigene binden können. Jetzt wird das Antigen im MHC-Klasse-II-Protein auf der Oberfläche des Makrophagen den T-Helferzellen präsentiert [6].

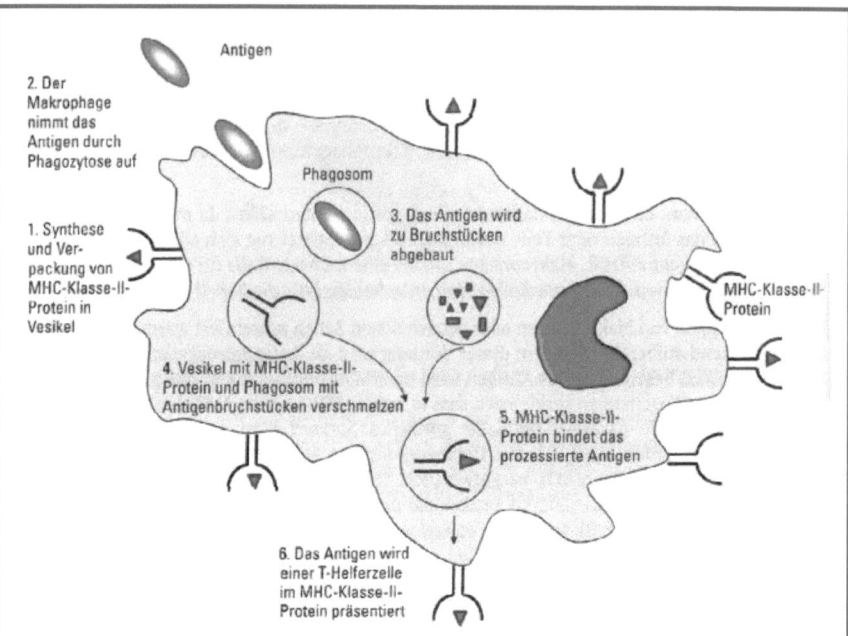

Abb. 3 [6]: Um ein Antigen präsentieren zu können, muss der Makrophage dieses zuerst bearbeiten. Der Makrophage muss vor der Antigenprozessierung MHC-Klasse-II-Proteine synthetisieren und in Vesikel verpacken. Dann werden die durch Phagozytose aufgenommenen Antigene in Phagosomen abgebaut. Wenn das Phogosom mit dem Vesikel verschmilzt, bindet das MHC-II-Molekül ein prozessiertes Antigen und präsentiert es nach außen hin.

Die beschriebenen Prozesse der Phagozytose und der Antigenprozessierung verlaufen in dendritischen Zellen und B-Zellen gleich [6].

Außerdem locken Makrophagen andere Immunzellen an und können die adaptive Immunabwehr aktivieren, indem der Makrophage Peptide der Erreger durch MHC-II-Moleküle an der Oberfläche präsentiert [1, 4]. Die Zytotoxizität der Makrophagen trägt auch zur Abwehr von Tumoren bei. Außerdem produzieren sie das Interleukin 1, welches T-Helferzellen zur Zellteilung anregt [6].

2.1.2 Mastzellen

Mastzellen gehören zur unspezifischen Immunabwehr [3]. Sie beinhalten viel Granula (Körnchen), welche Histamin enthalten [6]. Das Histamin wird ausgeschüttet, um Blutgefäße für Granulozyten durchlässig zu machen [1]. Es ist auch für Juckreiz und Asthma verantwortlich [6]. Zudem bilden Mastzellen entzündungsauslösende Stoffe [2].

2.1.3 Granulozyten

Granulozyten nehmen mit über 70% den größten Anteil der zur unspezifischen Immunabwehr gehörenden Blutzellen ein [3]. Granulozyten phagozytieren Bakterien und schütten Prostaglandine (schmerzauslösende Stoffe) aus [1]. Aber sie können keine Antigene präsentieren [6]. Sie zirkulieren im Blut, um schnell dorthin zu gelangen, wo sie gebraucht werden [2]. Dort können sie die Blutbahn verlassen und ins Gewebe einwandern. Mit aggressiven Stoffen, die sie im Zytoplasma in Vesikeln tragen, können sie Krankheitserreger unschädlich machen [4]. So können sie auch größere Fremdkörper abtöten [2].

2.1.4 Dendritische Zellen

Die dendritischen Zellen der angeborenen Immunabwehr sind antigenpräsentierende Immunzellen mit verzweigten Ausläufern. Sie werden durch Antigenkontakt aktiviert. Die phagozytierten Antigene werden den T-Zellen präsentiert und somit die Immunreaktion eingeleitet. Dendritische Zellen agieren als Verbindung zwischen der unspezifischen und adaptiven Immunabwehr [6].

2.1.5 Natürliche Killerzellen

Die zur unspezifischen Immunabwehr gehörenden natürlichen Killerzellen erkennen und vernichten Fremdorganismen [2]. Sie greifen nicht die Krankheitserreger an, sondern die infizierten Körperzellen [3]. Ihre Besonderheit liegt in der Vernichtung neu entstandener Krebszellen. Sie greifen diese körpereigenen Zellen an, wenn deren Zellmembranen Veränderungen aufweisen [2]. Dabei schädigt die NK-Zelle die Zellmembran der zu vernichtenden Zelle, sodass diese abstirbt [6].

2.1.6 B-Zellen (B-Lymphozyten)

Die zur adaptiven Immunabwehr gehörenden B-Zellen bilden sich im Knochenmark [3]. B-Zellen sind, wie dendritische Zellen und Makrophagen, phagozytierende und antigenpräsentierende Zellen. Die B-Zell-Rezeptoren (BCR) sind Antikörpermoleküle, welche mit Antigegen, die sich außerhalb von Zellen befinden, in direkten Kontakt treten. Dies erfolgt spezifisch, da eine B-Zelle nur an ein bestimmtes Epitop binden kann [6]. B-

Zellen können nicht nur an MHC-Molekülen repräsentierte Antigene erkennen, wie T-Zellen, sondern auch freie. Bindet eine B-Zelle an ein zu ihr passendes Antigen, wird sie von Zytokinen, die von T-Helferzellen ausgeschüttet wurden, aktiviert. Daraufhin entwickelt sich die B-Zelle entweder zur B-Gedächtniszelle oder zur Plasmazelle [4].

2.1.6.1 B-Gedächtniszellen

Manche B-Zellen differenzieren sich zu B-Gedächtniszellen. Diese haben eine längere Lebensdauer und sorgen dafür, dass die zweite Immunreaktion gegen das gleiche Antigen schneller und wirksamer verläuft. Da die B-Gedächtniszelle sich dann häufig in kurzer Zeit teilt und zur Plasma-B-Zelle differenziert, werden so viele Antikörper gebildet [2]. Dank der B-Gedächtniszellen kann der Körper bei der zweiten Infektion mit einem Antigen diesen schneller und wirksamer bekämpfen [6].

2.1.6.2 Plasmazellen

Die Plasmazellen entstehen aus B-Zellen und produzieren Antikörper (Proteine) gegen Krankheitserreger [1]. Sie haben ein stark ausgeprägtes raues endoplasmatisches Retikulum, welches zur hohen Proteinbildung fähig ist. Die erzeugten Antikörper sind Klone des Rezeptors der B-Zelle, der zuvor an das Antigen gebunden hat. Eine Plasmazelle kann immer nur Antikörper einer Spezifität produzieren [6].

2.1.7 T-Zellen (T-Lymphozyten)

T-Zellen, die ebenfalls zur adaptiven Immunantwort gehören, reifen im Thymus heran [6]. Sie sorgen für die Kommunikation zwischen Immunzellen und die Zerstörung von Erregern [1].

Alle T-Zellen haben einen T-Zell-Rezeptor (TCR). Jede T-Zelle kann damit ein spezifisches Antigen erkennen (Schlüssel-Schloss-Prinzip) [4]. Die Bindung des T-Zell-Rezeptors wird durch die Bindung mit weiteren Glykoproteinen, den Co-Rezeptoren, verstärkt [6, 10]. Es gibt zwei Arten von Corezeptoren [6]. Der CD4-Rezeptor ist spezifisch für MHC II, während der CD8-Rezeptor spezifisch für MHC I ist [10]. Ein weiteres co-stimulierendes Paar stellt das Molekül CD28 auf der T-Zelle dar, welches mit dem Liganden B7 der Antigen-präsentierenden Zellen wechselwirkt [6].

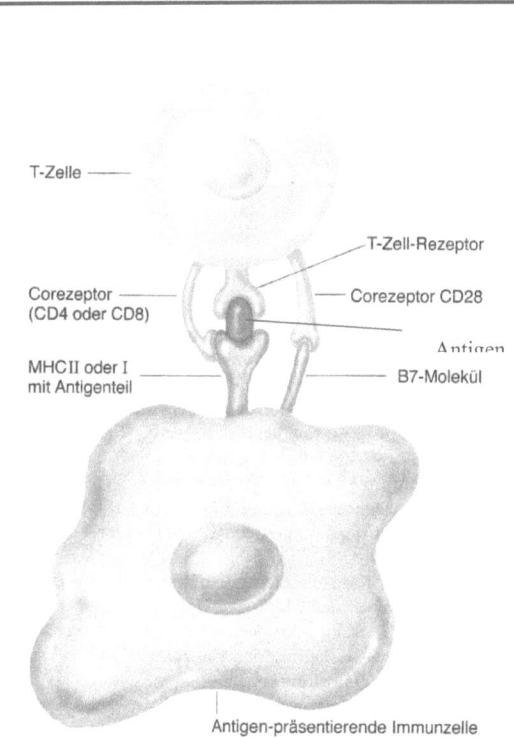

T-Zelle ──────

T-Zell-Rezeptor

Corezeptor ──────
(CD4 oder CD8)

Corezeptor CD28

MHC II oder I
mit Antigenteil

Antigen
B7-Molekül

Antigen-präsentierende Immunzelle

Abb. 4 [2]: Die Bindung einer T-Zelle an eine antigenpräsentierende Immunzelle erfolgt dank dreier Rezeptoren. Der Rezeptor CD 4 oder CD 8 der T-Zelle bindet an das MHC-Molekül der Immunzelle, der TCR an das präsentierte Antigen und der Corezeptor CD28 bindet an das B7-Molekül.

T-Zellen können mithilfe der Interleukine mit antigenrepräsentierenden Zellen kommunizieren. Diese Interleukine binden dabei an Rezeptoren der T-Zelle. T-Zellen werden erst durch dieses Zusammenwirken von T-Zellrezeptor und MHC-Proteinen aktiviert [1].

Im Thymus lernen die T-Zellen körpereigene Zellen von Körperfremden Zellen zu unterscheiden, was als Reifen der T-Zellen bezeichnet wird [2].

2.1.7.1 Zytotoxische T-Zellen (veraltet: T-Killerzellen)

Zytotoxische T-Zellen haben die Aufgabe, die Zellen des Körpers auf Virusbefall zu kontrollieren. Die spezifischen T-Zellrezeptoren erkennen Antigene, die an die MHC I Oberflächenproteine gebunden sind [1]. An diese infizierten Zellen binden die T-Zellen dann mit ihrem Co-Rezeptor CD8 an das MHC I der antigen-präsentierenden Immunzelle sowie mit dem antigenspezifischen TCR an das Antigen [2].

Tragen die MHC I Moleküle nur körpereigene Proteine, wird die Zelle toleriert. Ist die Zelle jedoch virusinfiziert, wird sie von der zytotoxischen T-Zelle an den Virusproteinen als fremd erkannt und durch Apoptose vernichtet [1]. Die T-Zelle gibt dabei Perforin ab, sodass die Zelle abstirbt [6].

Dieser Vorgang ist auch in der körpereigenen Krebsprophylaxe wichtig [1]. Denn die MHC-Klasse-1-Moleküle der Tumorzellen präsentieren Tumorantigene, welche von der zytotoxischen T-Zelle erkannt werden [1, 16]. Dann kann die Tumorzelle vernichtet werden [1].

2.1.7.2 T-Helferzellen

Antigenpräsentierende Zellen (APC) phagozytieren Fremdkörper und präsentieren deren Antigene an ihren MHC-II-Molekülen [6].

T-Helferzellen leiten die Antikörperproduktion ein [6]. Sie binden dabei mit ihrem CD4-Rezeptor an das MHC-II-Molekül der antigen-präsentierenden Immunzelle zur stabileren Verbindung und mit dem TCR an das Antigen [2]. Auch das Molekül CD28 auf der T-Zelle und das Molekül B7 auf der B-Zelle wechselwirken miteinander [6]. So wird die Immunantwort aktiviert [3]. Durch die T-Helferzelle kann nun eine B-Zelle das Antigen ebenfalls erkennen und bindet mit ihrem BCR daran. Das ist eine gekoppelte Verbindung, denn beide Zellen müssen an dasselbe Antigen binden [6]. Die T-Helferzellen veranlassen B-Zellen nun zur Umwandlung in Plasmazellen [1], indem sie ihre Teilung durch Bildung und Freisetzung des Interleukin 2 anregen. Diese Plasmazellen sollen dann Antikörper bilden [2]. Es kommt zur Absonderung von Antikörpern [6].

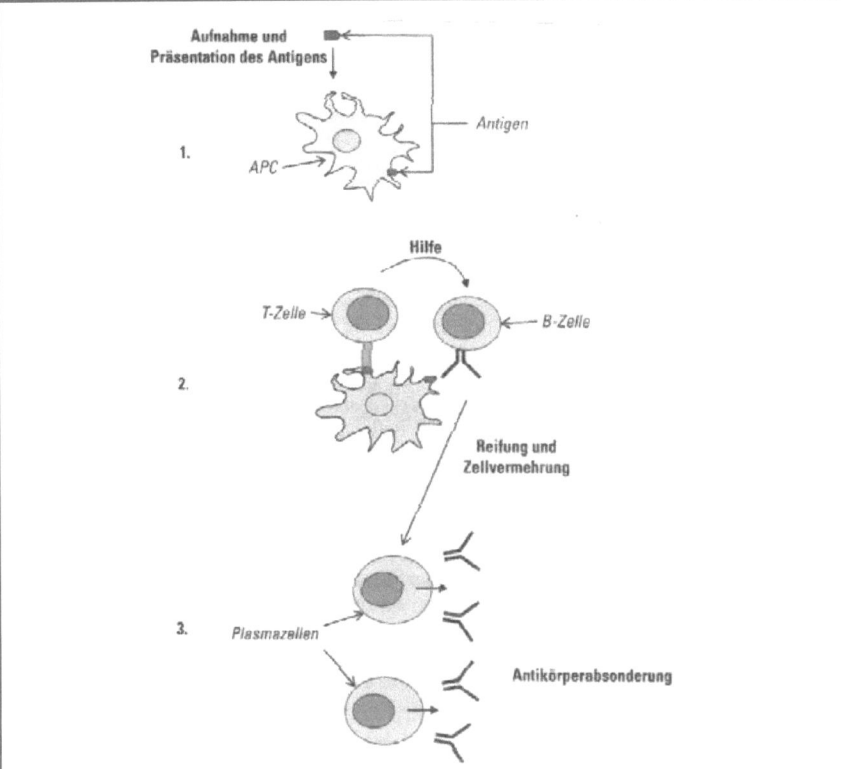

Abb. 5 [6]: Hat eine antigenpräsentierende Immunzelle ein Antigen aufgenommen und präsentiert es, können T-Helferzellen es erkennen und daran binden. Dank der T-Helferzelle können B-Zellen nun auch an das Antigen binden. Außerdem werden sie nun von den T-Helferzellen zur Reifung zur Plasmazelle veranlasst, sodass die Antikörperbildung und -absonderung angeregt wird.

2.1.7.3 Regulatorische T-Zellen

Regulatorische T-Zellen regulieren und unterdrücken Immunfunktionen anderer T-Zellen. Auch sie tragen den CD4-Rezeptor. Sie sorgen für die Aufrechterhaltung der Immuntoleranz. So hindern sie zum Beispiel bei Organtransplantationen den Körper an einer Autoimmunreaktion, welche eine Abstoßung des implantierten Organs zur Folge hätte [6].

2.2 Lymphsystem

Das lymphatische System ist Teil des menschlichen Immunsystems. Es besteht aus dem Lymphgefäßsystem und den lymphatischen Organen [1]. Das Lymphgefäßsystem enthält Lymphe, eine Flüssigkeit, in der neben Enzymen und Nährstoffen vor allem Lymphozyten enthalten sind [6]. Die Lymphorgane werden in primäre und sekundäre unterteilt. Zu den primären gehören Thymus und das rote Knochenmark [6]. Im Thymus findet die Bildung und Differenzierung der T-Zellen und B-Zellen statt, sodass diese zwischen körperfremd und körpereigen unterscheiden können [3, 6]. Im roten Knochenmark entstehen alle Leukozyten [1]. Zu den sekundären Lymphorganen gehören Lymphknoten, Milz und das schleimhautassoziierte Lymphgewebe. Hier kommen Immunzellen mit anderen Immunzellen oder Antigenen in Kontakt [6].

2.3 MHC

Damit die Zellen des eigenen Organismus nicht vom Immunsystem angegriffen werden, tragen diese typische Oberflächenproteine, die MHC (Major Histocompatibility Complex) [1]. Diese körpereigenen Antigene auf der Oberfläche von Körperzellen sind wie ein Personalausweis für die Zellen und sorgen für Gewebeverträglichkeit [1, 11]. MHC-Moleküle binden Peptidstücke und präsentieren sie auf der Oberfläche ihrer Zelle [24].

Da aber jeder Mensch andere MHC-Proteine auf seinen Zellen trägt, kann es beispielsweise bei Organtransplantationen zu Abstoßungsreaktionen kommen [1]. Körperfremde MHC-Proteine wirken also als Antigene [2].

Beim Menschen heißen die MHC-Moleküle auch HLA-Moleküle [36]. Es gibt zwei Typen des MHC-Komplexes, MHC I und MHC II [1].

2.3.1   MHC I

Das Oberflächenprotein MHC I kommt auf allen Körperzellen mit Zellkern vor [1].

Daran werden Teile der recycelten Proteinausstattung der Zelle gebunden und so in die Zellmembran integriert. Darunter können sich auch Proteine eingedrungener Viren befinden [1]. So identifizieren zytotoxische T-Zellen virusinfizierte Zellen, die körperfremde Proteine herstellen und vernichten diese [1, 11]. Neben der Antigenpräsentation für zytotoxische T-Zellen dienen MHC-I-Moleküle dem Schutz gesunder Zellen vor einer Zerstörung durch Killerzellen [11].

MHC-Klasse-I-Moleküle bestehen aus einer α- und einer β-Kette [6]. Die α-Kette ist größer und in der Zellmembran verankert [11]. Sie ist sehr variabel, die β-Kette nicht [6]. Die Peptidbindungsgrube, auf der die zu präsentierenden endogenen (in der Zelle entstandenen) Proteine binden, ist verschlossen [6, 11]. Die α-Kette stellt drei Domänen dar ($α_1$, $α_2$, $α_3$), das $β_2$-Mikroglobulin die vierte ($β_2$m) [11]. Der CD8-Rezeptor der zytotoxischen T-Zelle bindet an die $α_3$–Domäne, wenn ein körperfremdes Protein präsentiert wird [6].

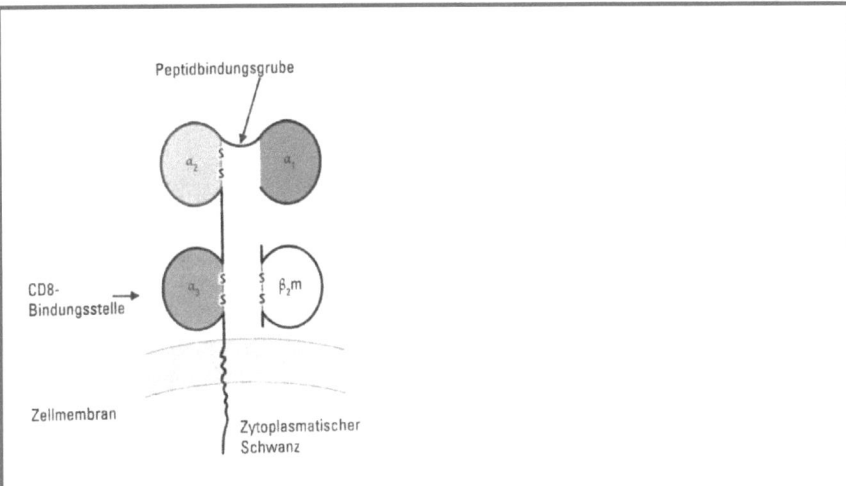

Abb. 6 [6]: Das MHC-Klasse-I-Protein besteht aus der α- und der β-Kette. Zwischen den zwei Domänen $α_1$ und $α_2$ befindet sich die Peptidbindungsgrube. Die Domäne $α_3$ ist die Bindungsstelle für den CD8 Rezeptor. Das MHC-Klasse-I-Protein hat einen zytoplasmatischen Schwanz.

2.3.2 MHC II

Die Oberflächenproteine MHC II kommen zusätzlich auf den antigenrepräsentierenden Zellen (dendritische Zellen, Makrophagen, B-Zellen) vor [1]. Wenn diese Zellen Fremdkörper phagozytieren, werden deren Bruchstücke mittels der MHC II Moleküle auf der Zellmembran präsentiert. So werden im Weiteren für die Erregerbekämpfung notwenige Zellen aktiviert [3].

MHC-Klasse-II-Moleküle bestehen ebenfalls aus einer α-Kette die die Domänen $α_1$ und $α_2$ bildet und einer β-Kette, die die Domänen $β_1$ und $β_2$ bildet [11]. Beide Eiweißketten durchqueren die Membran. Die Peptidbindungsgrube hat ein offenes Ende. An die

Peptidbindungsgrube können nur Peptide aus dem Phagolysosom binden [6]. Sie wird von der α_1 und β_1 Domäne gebildet [11]. Präsentiert das MHC-II-Molekül ein körperfremdes Protein, bindet eine T-Helferzelle mit ihrem CD4-Rezeptor an die β_2-Domäne und mit ihrem TCR an das präsentierte Antigen [6].

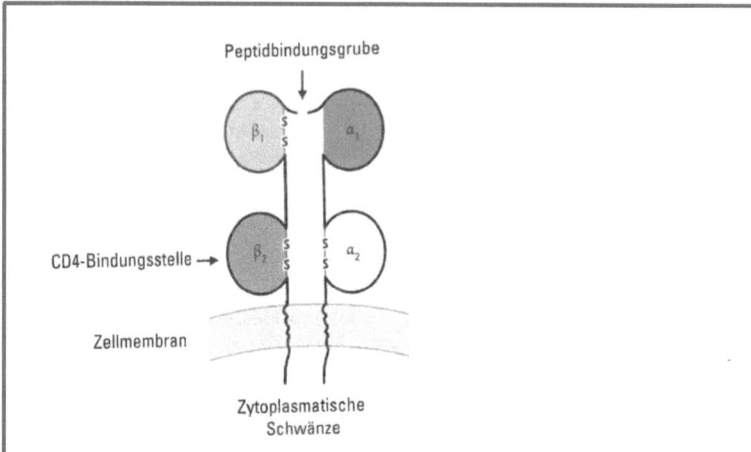

Abb. 7 [6]: Das MHC-Klasse-II-Protein besteht aus der α- und der β-Kette. Zwischen den zwei Domänen β_1 und α_1 befindet sich die Peptidbindungsgrube. Die Domäne β_2 ist die Bindungsstelle für den CD4 Rezeptor. Das MHC-Klasse-I-Protein hat zwei zytoplasmatische Schwänze.

2.4 Antigene

Dagegen befinden sich auf der Oberfläche von Krankheitserregern Antigene. Das sind Makromoleküle, die vom Immunsystem als fremd erkannt und attackiert werden, zum Beispiel Viren, Bakterien oder große Moleküle [1, 12]. Sie lösen die humorale Immunantwort, durch die Bildung von Antikörpern aus [2, 12]. Proteine haben meist die höchste Antigenität, werden also als Antigen erkannt. Weitere Antigengruppen sind Kohlenhydrate, Lipide und Nukleinsäuren. Tolerogene lösen im Vergleich zu Immunogenen keine Immunreaktion aus [6].

Die Atomgruppen auf den Antigenen, die tatsächlich vom Immunsystem erkannt werden und mit Antikörpern reagieren sind Epitope bzw. antigene Determinanten [2, 6]. Ein Antigen kann viele verschiedene oder identische Epitope aufweisen [3, 6].

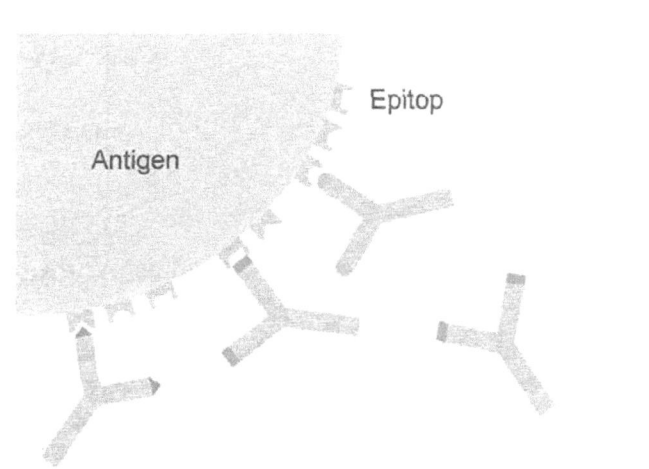

Abb. 8 [12]: Antikörper binden an die Epitope des Antigens. Ein Antigen kann mehrere, zum Teil auch viele verschiedene, Epitope tragen.

2.5 Antikörper

Antikörper sind Proteine, die in Körperflüssigkeiten zirkulieren [1]. Sie werden von differenzierten B-Zellen, den Plasmazellen, hergestellt [3]. Somit zählen auch sie zum adaptiven Immunsystem [6].

Die häufigsten Antikörper sind Y-förmig. Sie bestehen aus zwei leichten und zwei schweren Polypeptidketten. Am Ende der kurzen Arme befindet sich je ein Paratop. Das ist eine Bindungsstelle, an denen Antigene mit ihren Epitopen binden können. Diese Regionen werden von den schweren und leichten Ketten gemeinsam gebildet und sind variabel [1]. Der restliche Teil der Antikörper ist nicht variabel. Disulfidbrücken verbinden die leichten mit den schweren Ketten, sowie die beiden schweren Ketten miteinander [6]. Der untere Teil der Y-Struktur ist die Fc-Rezeptor-Bindungsstelle, mit der der Antikörper zum Beispiel an den Fc-Rezeptor der NK-Zelle binden kann [16].

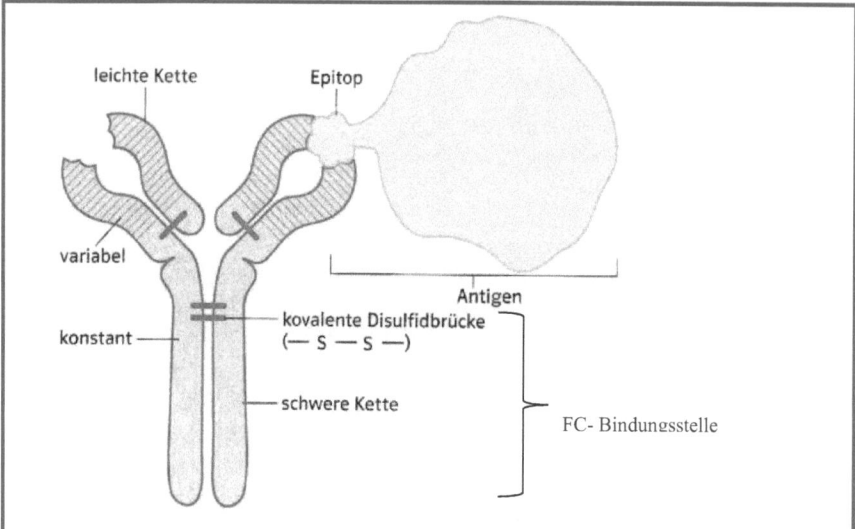

Abb. 9 [1]: Antikörper bestehen aus leichten und schweren Kette, die durch Disulfidbrücken miteinander verbunden sind. Am oberen variablen Teil, jeweils am Ende der kurzen Armen befindet sich das Paratop, die Bindungsstelle für das Epitop des Antigens. Das untere konstante Ende ist die Bindungsstelle für Fc-Rezeptoren.

Antikörper erkennen Antigene und binden diese [1, 16]. Dadurch werden die Träger dieser Antigene, zum Beispiel Bakterien und Viren, immobilisiert und in ihrer Vermehrung gehindert. Jetzt können sie von Fresszellen abgebaut werden [3]. Die adaptive Immunabwehr entwickelt in der Frühphase des Lebens neue und spezifische Antikörper, um gegen möglichst alle Antigene vorgehen zu können. Dies geschieht durch zufällige Neukombination der Antikörpergene [1].

2.6 Abwehrsysteme des Immunsystems

Das Immunsystem verfügt über zwei verschiedene Abwehrsysteme zum Erkennen und Bekämpfen von Krankheitserregern [1]. Das Zusammenspiel zweier unterschiedlich aufgebauter Immunabwehren ist die Voraussetzung für das erfolgreiche Funktionieren der Immunreaktion [4].

2.6.1 Unspezifische Immunabwehr

Die unspezifische Immunabwehr, auch angeborene Immunabwehr, ist durch die Erbinformation lebenslang festgelegt [4]. Sie hat den Vorteil, dass sie sehr schnell und effizient reagiert. Sie funktioniert zuverlässig bei Erregern, die den Menschen schon seit vielen Generationen infizieren. Denn es sind passende Toll-Rezeptoren auf der Oberfläche der Makrophagen vorhanden, welche die Erreger erkennen [1]. Zur unspezifischen Immunabwehr gehören mechanische, chemische und zelluläre Barrieren, die automatisch reagieren, zum Beispiel Haut, Speichel, Magensäure und Tränenflüssigkeit [1].

Die Schleimhäute bilden dabei Sekrete, die Fremdkörper einhüllen, um sie zusammen mit dem Schleim wieder aus dem Körper befördern zu können [2].

Chemische Barrieren sind Säuren, zum Beispiel auf der Haut und in Genitalwegen, Defensine (Proteine) auf Haut-und Schleimhautoberflächen, sowie das Enzym Lysozym im Nasensekret und Tränenflüssigkeit, welches Bakterien zerstört, indem es ihre Zellwände verdaut [2, 3, 6].

Auch das Komplementsystem ist Teil der unspezifischen Immunabwehr [4]. Es besteht aus circa 30 verschiedenen im Blut gelösten oder zellgebundenen Proteinen [2, 3]. Die Aufgaben der zum Komplementsystem gehörenden Plasmaproteine liegen unter anderem im Zerstören von Membranen von körperfremden Mikroorganismen, Spalten von Proteinen und dem Vorbereiten von Bakterien für den Zugriff von Makrophagen [2]. Sie bedecken die Oberfläche der Krankheitserreger, sodass die Makrophagen angelockt werden und diese erkennen [3].

Auf zellulärer Ebene gehören zur unspezifischen Immunabwehr natürliche Killerzellen, Granulocyten, Mastzellen, dendritische Zellen, Makrophagen und deren Vorläufer, die Monozyten [1, 6]. Natürliche Killerzellen, dendritische Zellen und Makrophagen nehmen eingedrungene Fremdkörper durch Phagozytose auf und bauen sie ab [2].

Eine weitere wichtige Funktion der unspezifischen Immunabwehr ist das Aktivieren der adaptiven Immunabwehr [1].

2.6.2 Adaptive Immunabwehr

Die adaptive Immunabwehr, auch erworbene oder spezifische Immunabwehr, entwickelt sich im Laufe des Lebens [4]. Sie hat den Vorteil, dass sie spezifisch gegen ein bestimmtes Antigen vorgeht und sehr anpassungsfähig ist. [1] Zur adaptiven Immunabwehr gehören die Lymphozyten, also die T-Zellen und B-Zellen [1, 4, 6]. Sie entstehen im Thymus und im Knochenmark. Auch die Antikörper gehören zur adaptiven Immunabwehr [6].

Jedoch muss sie durch die unspezifische Immunabwehr erst aktiviert werden, weshalb sie langsamer reagiert. Die adaptive Immunabwehr kann mithilfe ihres immunologischen Gedächtnisses Informationen über frühere Krankheitserreger speichern, was dank nun vorhandener Gedächtniszellen eine schnellere und effektivere Abwehr derer bei der nächsten Infektion bewirkt. Einige Krankheiten können beim Menschen deshalb nur einmal auftreten, andere dennoch häufig, da viele Erreger variabel auftreten. Gegen andere Krankheiten hingegen, können Schutzimpfungen injiziert werden, um das Ausbilden bestimmter Gedächtniszellen zu erzwingen [1].

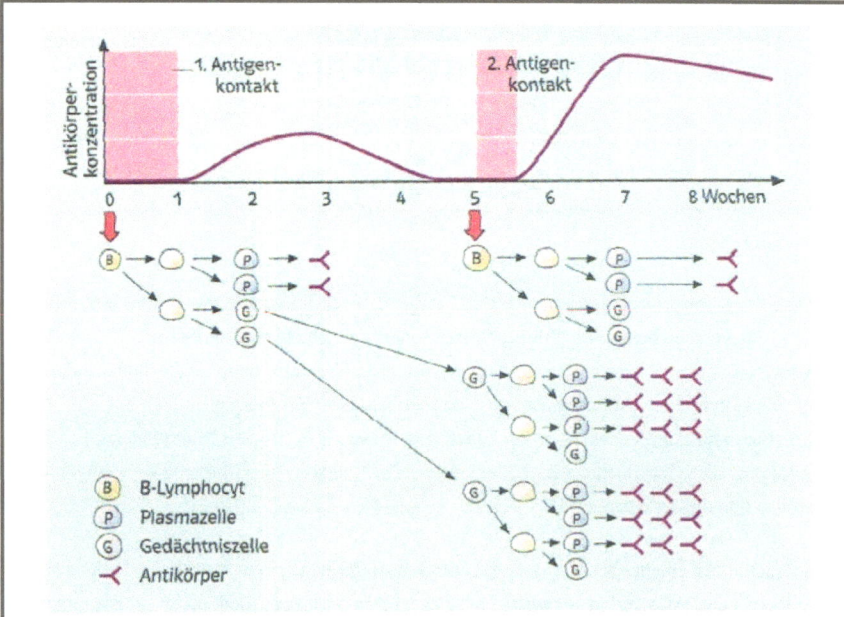

Wochen lang und ist nicht stark, da nur wenige Antikörper gebildet werden. Allerdings differenzieren sich einige B-Zellen zu langlebigen Gedächtniszellen, welche beim zweiten Kontakt mit demselben Antigen für eine schnellere und heftigere Immunreaktion sorgen, da mehr Antikörper in kürzerer Zeit produziert werden können.

2.6.3 Zusammenspiel zwischen unspezifischer und adaptiver Immunabwehr

Die Immunabwehr besteht aus der angeborenen und der erworbenen Immunabwehr. Sie funktionieren nicht unabhängig voneinander, sondern sind angewiesen auf gegenseitige Wechselwirkungen. Die Zellen aktivieren sich zum Beispiel gegenseitig durch Zytokine und Antikörper.

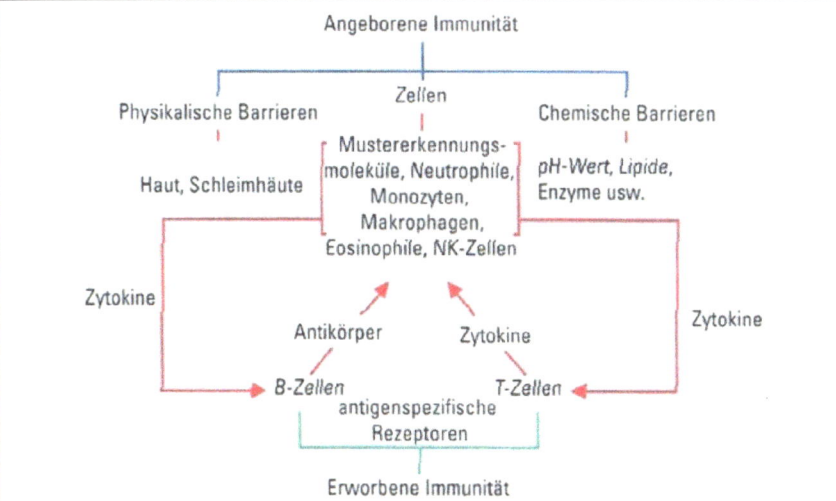

Abb. 11 [6]: Zur angeborenen Immunität tragen physikalische Barrieren wie die Haut und Schleimhäute, chemische Barrieren wie pH-Wert, Lipide und Enzyme sowie Immunzellen bei.

Die Zellen der unspezifischen Immunabwehr können die Zellen der adaptiven Immunabwehr beeinflussen. Zum Beispiel produzieren Makrophagen das Interleukin 1, welches T-Helferzellen zur Zellteilung anregt. Auch die dendritischen Zellen können durch ihre Antigenrepräsentation die Immunreaktion der T-Zellen einleiten.

Die Zellen der adaptiven Immunabwehr sind die antigenspezifischen Lymphozyten. B-Zellen können durch die Absonderung von Antigenen die Fresszellen der unspezifischen Immunabwehr aktivieren. Denn an Antigene gebundene Antikörper werden von ihnen erkannt und abgebaut. T-Zellen aktivieren Makrophagen durch Zytokine, durch das Interferon-γ. In der aktivierten Makrophage verschmelzen Phagosomen und Lysosomen dann besser.

2.7 Tumore

Ein Tumor ist im engeren Sinn eine benigne (gutartige) oder maligne (bösartige) Neubildung von Körpergewebe [13]. Er entsteht aus einer einzigen anormalen Zelle durch eine Fehlregulation des Zellwachstums [13, 24]. Ihr einziges Ziel ist sich unkontrolliert zu vermehren [26]. Tumore haben eine viel höhere Mutationsrate als gesunde Körperzellen [12]. Bei einer malignen Geschwulst spricht man von Krebs. Tumore können in allen Geweben auftreten und dort die Funktion der Organe stark beeinträchtigen und zum Tod führen [13]. Außerdem können Primärtumore Metastasen bilden [26].

Unterschiede zwischen benignen und malignen Tumoren:

	Benigne	Maligne
Wachstum	langsam, verdrängend	schnell, invasiv
Abgrenzung zum gesunden Gewebe	gut abgrenzbar	schlecht abgrenzbar
Differenzierung	gut differenziert	unreifes Gewebe
Zellveränderungen	keine/wenige Zellveränderungen	hohe Mutationsrate, viele atypische Veränderungen, hohe Zellteilungrate
Verlauf	symptomarm, keine Matastasen	oft tödlich, Metastasen

Tabelle 1 nach [27]

2.7.1 Tumorantigene

Außerdem weisen Tumore Tumor-Antigene auf [15]. Das sind Proteine, die von den Tumoren produziert wurden und mithilfe der MHC-l-Moleküle präsentiert werden [16]. Tumor-Antigene können spezifisch für Tumore, also körperfremd, sein. Oder es sind Antigene, die auch in geringerem Maße auf gesunden Zellen vorkommen, auf dem Tumor aber überexprimiert sind [15, 16].

24

2.7.2 Immunüberwachung

Die Immunüberwachung ist die Fähigkeit des Immunsystems, spontan auftretende Tumorzellen zu erkennen und zu vernichten [6, 16]. Dies geschieht vor allem durch Abwehrmechanismen verschiedener Immunzellen [21]. Das heißt, dass ein gesundes Immunsystem Krebserkrankungen vermeiden kann. Daher ist die Tumorentstehung auch eine Folge einer Immunschwäche [16].

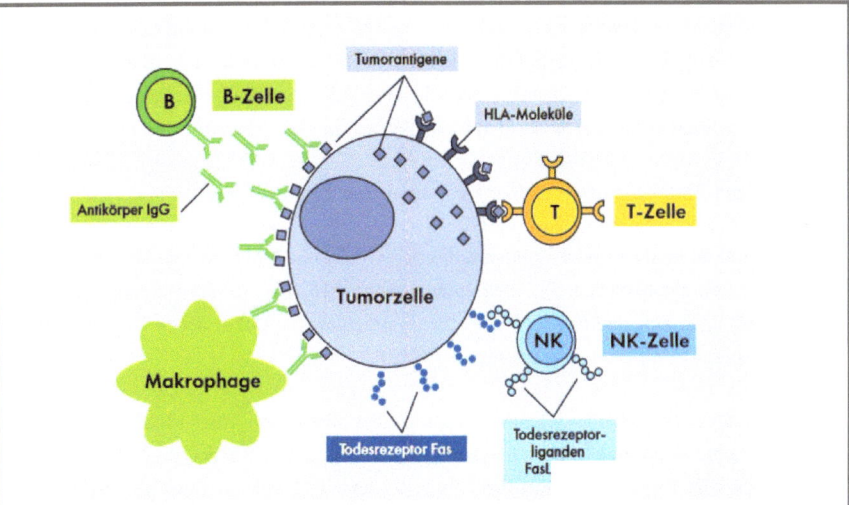

Abb. 12 [21]: Immunzellen erkennen Tumorzellen vor allem an den Tumorantigenen. Antikörper können daran binden und so den Tumor für B-Zellen und Makrophagen sichtbar machen. T-Zellen erkennen Antikörper, die auf MHC-Molekülen präsentiert werden. Ausschließlich die NK-Zelle kann die Tumorzelle abtöten, ohne vorher ein Tumorantigen erkannt zu haben. Sie erkennt die Tumorzellemittels anderer Rezeptoren.

2.7.3 Immunoediting

Durch Mutationen durch die Krebszelle und Selektionen durch das Immunsystem können sich Krebszellen gut anpassen. Denn die Zellen, die am besten angepasst sind und am wenigsten immunogen sind, überleben und vermehren sich weiter. Dieser Selektionsprozess wird als Immunoediting bezeichnet [16]. Die Tumorentstehung wird in drei Phasen gegliedert. In der Eliminierungsphase können Immunzellen entstandene Tumorzellen erkennen und beseitigen [6]. Hier ist die Immunüberwachung noch intakt [16]. In der Gleichgewichtsphase entstehen Mutationen der Tumorzellen. So entstehen Varianten, die sich der dem Immunsystem besser widersetzten können. Wenn die

Tumorzelle so viele Mutationen erfahren hat, dass sie dem Immunsystem komplett entkommen und sich ungehindert vermehren kann, befindet sich der Tumor in der Entkommensphase [6]. Erst jetzt wird der Tumor erkennbar [16].

2.7.4 Immune-Escape-Mechanismen

Warum das Immunsystem in der Eliminierungsphase so oft scheitert, kann mehrere Gründe haben [6]. Dadurch, dass Tumorzellen aus körpereigenem Gewebe gebildet sind, fällt es dem Immunsystem schwerer sie zu erkennen, als körperfremde Eindringlinge, die eine höhere Fremdartigkeit aufweisen [16]. Sie sind auch oft so verändert, dass sie vom Immunsystem nur erschwert erkannt werden können [12]. Denn Tumorzellen entwickeln verschiedene Strategien um sich vor dem Immunsystem zu verstecken [6].

Beim Antigen-Shedding verlieren bösartige Tumore ihre Tumorantigene [6, 16].

Manche Tumore verlieren oder verändern ihre MHC-Klasse-I-Moleküle und können dann nicht mehr von zytotoxischen T-Zellen erkannt werden [6, 16]. Jedoch werden MHC-I-freie Zellen dann von natürlichen Killerzellen vernichtet [6]. Daher haben Tumore mit MHC-I-Expression oft einen Wachstumsvorteil [12].

Um NK-Zellen zu entgehen, können Tumorzellen aber auch ihre MICA-Liganden abwerfen. Diese löslichen Liganden blockieren den NKG2D Rezeptor der NK-Zelle sodass die NK-Zelle die Tumorzellen nicht mehr angreifen kann [12, 22]. Somit ist die NK-Zelle inaktiviert [17].

Andere Tumore können auch immunsuppressive Zytokine, zum Beispiel Interleukin 10, freisetzten. Dieses verhindert die Aktivität von dendritischen Zellen, T-Zellen und NK-Zellen [6, 17].

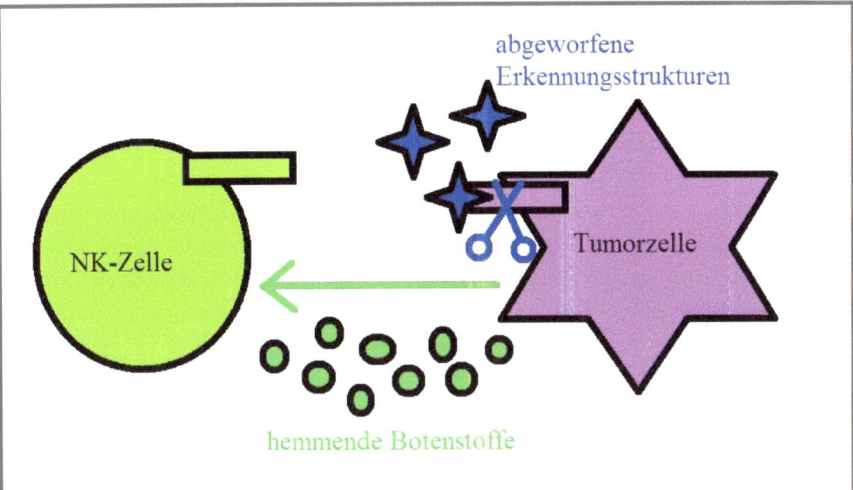

Abb. 13 nach [17]: Die Tumorzelle will sich der NK-Zelle entziehen, indem sie ihre Erkennungsstrukturen für die NK-Zelle abwirft. Außerdem sendet sie hemmende Botenstoffe aus.

Manche Tumore können sich durch eine physikalische Barriere, zum Beispiel aus Kollagen oder Fibrin, für das Immunsystem unzugänglich machen [6].

Regulatorische T-Zellen konnten in erhöhter Anzahl in Tumorgeweben nachgewiesen werden. Durch deren Suppressionswirkung kann die entartete Zelle dem Immunsystem entgehen. Sie hemmen dort die Funktion der zytotoxischer T-Zellen und natürlicher Killerzellen gegen die Tumorantigene. Somit unterstützen sie indirekt das Tumorwachstum [6].

Beim tumor counterattack können Tumorzellen T- und B-Zellen angreifen. Sie exprimieren Fas-Liganden. Bindet eine Fas-Rezeptor tragende T- oder B-Zelle an diesen Ligand, stirbt sie durch Apoptose [16].

Charakteristisch für Tumore ist auch ihre Unfähigkeit zu sterben. Diese wird durch eine Resistenz gegenüber NK- oder T-Zell Signale erreicht [12].

3 Krebsimmuntherapie

Die klassischen Behandlungsmethoden bei Krebs, wie die operative Tumorentfernung, Chemotherapie und Strahlentherapie haben oft starke Nebenwirkungen. Zum Beispiel wird die Anzahl aktivierter NK-Zellen bei einer Chemotherapie stark reduziert. Daher wird zunehmend auf die Krebsimmuntherapie gesetzt. Ziel der Krebsimmuntherapie ist eine selektivere Wirkung gegen Tumorzellen, die mit Hilfe des Immunsystems zerstört werden sollen. Die Schwächen des Immunsystems, wie der Immun-Escape, sind Ansatzpunkte für mögliche Therapieformen [16].

3.1 Immunisierung

Immunität basiert auf dem immunologischen Gedächtnis [6]. Sie wird durch Immunisierung erlangt [25]. Beim Primärkontakt eines Antigens mit einem Organismus ist der Konzentration der für dieses Antigen spezifischen B-Zellen gering. Es dauert einige Zeit bis sich diese zu Plasmazellen umbilden, um Antikörper bilden zu können. Dabei bilden auch B-Gedächtniszellen. Durch die nun vorhandenen B-Gedächtniszellen fällt die Reaktion beim Sekundärkontakt mit dem Antigen heftiger und schneller aus [3]. Dieses Vorhandensein der B-Gedächtniszellen wird als immunologisches Gedächtnis bezeichnet [1]. Es ist die Grundlage für die erfolgreiche Immunisierung bei einer aktiven Impfung [6].

Immunität ist der langanhaltende Schutz vor einer Zweiterkrankung. Man erhält sie entweder durch einen Infekt mit dem Erreger oder einer Impfung. Eine Impfung, kann je nach Infektion auf zwei verschiedenen Weisen Erfolgen [3].

3.2 Aktive Immunisierung

Die aktive Immunisierung wird zum Beispiel gegen Masern oder Grippe angewandt. Das eigene Immunsystem soll dazu angeregt werden, selbst einen Immunschutz aufzubauen und Antikörper zu produzieren. So soll es gegen mögliche Infektionen langanhaltend geschützt sein, ohne die Krankheit selbst durchmachen zu müssen [1, 5].

Dazu werden abgetötete oder abgeschwächte Erreger, also ungefährliche Antigene des betreffenden Erregers injiziert oder zum Beispiel über Schluckimpfung verabreicht [1, 2]. Daraufhin produziert der Organismus Antikörper [1]. Diese lösen die Bildung von Gedächtniszellen aus [3]. Sie sind sehr langlebig und sorgen für ein Unschädlichmachen der Erreger bei einer später eintretenden natürlichen Infektion [2].

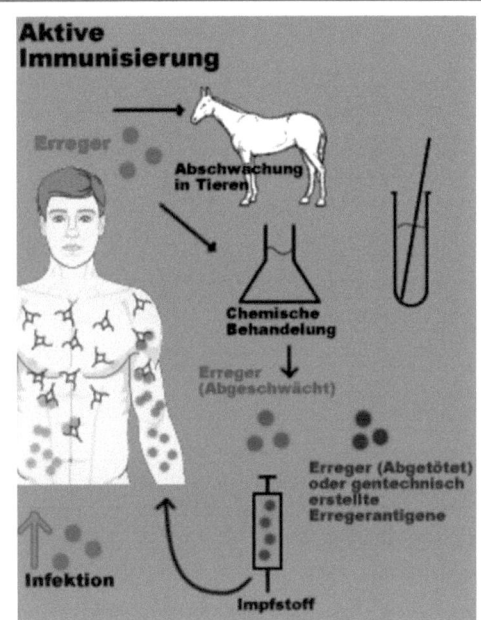

Abb. 14 [5]: Bei der aktiven Immunisierung werden Erreger abgetötet, gentechnisch hergestellt oder in Tieren abgeschwächt und danach chemisch behandelt. Diese Erreger werden dem Patienten als Impfstoff verabreicht. Es werden Antikörper gebildet, die bei einer erneuten Infektion mit dem Erreger diesen unschädlich machen können.

In der Onkologie werden bei der aktiven Immunisierung Krebsimpfstoffe injiziert, die eine Immunantwort auslösen. Diese soll zum Tod von Tumorzellen oder zu einer Verzögerung des Tumorwachstums beitragen [16].

Zum Beispiel können Immun-Checkpoint-Inhibitoren verabreicht werden. Immun-Checkpoints sind Signalwege des Immunsystems, um die Stärke von Immunantworten zu regulieren. Tumorzellen weisen Rezeptoren auf, die die Immun-Checkpoints negativ regulieren, um dem Immunsystem zu entkommen. Checkpointinhibitoren können diese negativen Signale abschalten, indem sie die Rezeptor-Liganden-Bindung abschalten. So können Tumorzellen wieder vom Immunsystem erkannt werden [28]. Ein bereits zugelassener Checkpointinhibitor ist der Antikörper Ipilimumab, der an das Protein CTLA-4 der T-Zelle bindet und seine hemmende Wirkung abschwächt. So werden antitumorale Effekte ausgelöst [29]. Die Kombination aus den Antikörpern Nivolumab und Ipilimumab war die erste zugelassene Immuntherapie. In einer Studie überlebten 70% der Patienten, bei denen diese Präparate angewendet wurden mindestens zwei Jahre lang [34].

3.2.1 Adoptiver Zelltransfer

Bei der adoptiven Immuntherapie in der Onkologie werden dem Patienten (oder einem Spender) entnommene Immunzellen (Leukozyten) entnommen um sie *ex vivo* zu kultivieren. Die Immunzellen sollen dadurch eine *„neue, gegen den Tumor gerichtete Spezifität"* erhalten. Danach werden sie wieder dem Patienten injiziert [16].

3.2.2 Tumorimpfung

Die Tumorimpfung löst eine aktive Immunisierung durch Tumorvakzine aus. Es sollen Zellen induziert werden, die einen Tumor gezielt und nebenwirkungsarm eliminieren können. Außerdem sollen langlebige Gedächtniszellen hervorgehen, die einen Rückfall verhindern [15].

3.3 Passive Immunisierung

Die Passivimpfung wird angewandt, wenn bereits eine gefährdende Infektion besteht, zum Beispiel bei Tollwut oder Giftbissen [1]. Ihre Wirkung tritt schneller als die der aktiven Immunisierung ein, da die Antikörper direkt nach der Injektion bereit sind [3, 5].

Intravenös (in die Vene hinein) injiziert werden Antiseren, die Antikörper gegen den betreffenden Krankheitserreger enthalten [1, 6]. So wird der Organismus im Kampf gegen den Erreger unterstützt, bis er selbst genügend Antikörper produziert [2, 3]. Das Antiserum stammt aus dem Blutserum eines Spendertiers, welches zuvor durch aktive Impfung immun gemacht wurde, oder aus einem Menschen, der die Infektion ungewollt durchgemacht hat [1, 5]. Eine andere Möglichkeit ist die gentechnologische Herstellung menschlicher Antikörper [5].

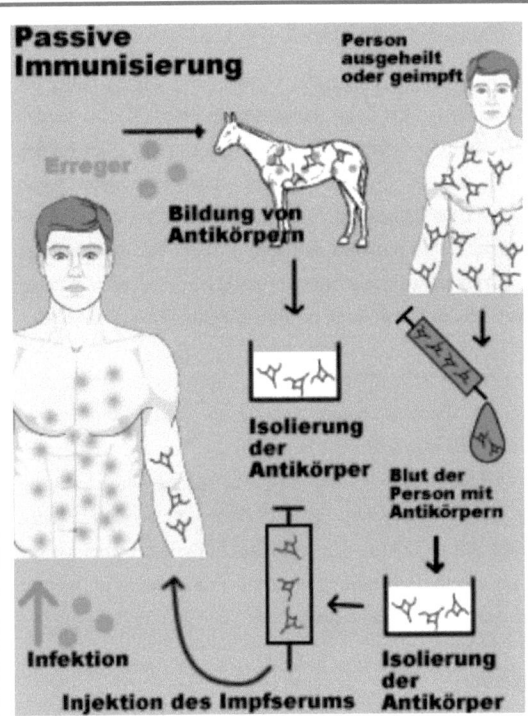

Abb. 15 [5]: Um Antikörper für die passive Immunisierung zu gewinnen, gibt es zwei Möglichkeiten. Entweder man entnimmt die dem Blut eines Spendertiers, welches zuvor durch aktive Immunisierung zur Bildung von Antikörpern angeregt wurde, oder man entnimmt sie aus dem Blut einer bereits geimpften oder von der Krankheit ausgeheilten Person. Die daraus isolierten Antikörper werden dem Patienten nach einer Infektion mit dem Erreger gegeben.

Eine passive Immunisierung sollte nur bei größeren Gefährdungen eingesetzt werden. Denn der Organismus bildet neue Antikörper gegen das Antikörperserum des Tieres. Bei einer wiederholten Injektion desselben Fremdserums kann deshalb eine lebensbedrohliche Immunreaktion auftreten [2].

In der Onkologie werden dem Patienten Antikörper injiziert, welche spezifisch an Tumorzellen binden und diese töten sollen [16].

3.3.1 Monoklonale Antikörper

Antikörper können in der Krebsimmuntherapie eingesetzt werden. Sie dienen dabei als Lotse, der bestimmte Stoffe oder Zellen gezielt zum Tumor transportiert. Dafür werden monoklonale Antikörper benötigt, die die gleiche Struktur haben [16]. Sie binden spezifisch an nur ein bestimmtes Epitop [6]. So können die Antikörper gegen Tumorantigene gerichtet sein [6]. Tumorantigene sind eine gute Zielstruktur, da sie einen veränderten Aufbau oder eine vermehrte Expression aufweisen [16]. Da monoklonale Antikörper beim Menschen Immunabwehrreaktionen auslösen, werden heute rekombinatnte Antikörper eingesetzt. Deren Herstellung erfolgt ausschließlich *in vitro* [6].

Monoklonale Antikörper können nicht zur Behandlung solider Tumore eingesetzt werden. Sie binden zu selten an passende Tumorantigene und lösen stattdessen heftige Immunreaktionen aus. Außerdem können sie nicht weit genug in die Tumore eindringen. Dazu kommt das Problem, des Antigen-Sheddings bei dem Tumorzelle ihre Antigene abwerfen. Somit binden sie die Antikörper schon in der Blutbahn, wodurch diese wirkungslos werden. Therapieerfolge mit monoklonalen Antikörpern konnten dennoch bei Leukämien erzielt werden, sowie als zweite Behandlung um freie Tumorzellen im Körper zu vernichten, um Metastasenbildungen zu verhindern [16]

3.3.1.1 Antikörperkonjugate

Bewaffnete Antikörper können als Transportvehikel dienen, um bestimmte Stoffe spezifisch zu Tumorzellen zu bringen und freizulassen, um sie gezielt abzutöten [3, 16]. Man belädt tumorspezifische Bruchstücke, denn so verbessert sich die Aufnahme des erhaltenen Konjugats [6]. Ist das Antikörperbruchstück mit einem Toxin gekoppelt, nimmt die Tumorzelle dieses nach der Bindung mit dem Antigen durch Endocytose auf und stirbt ab [6, 24].

Auch Chemotherapeutika können an die monoklonalen Antikörper gekoppelt werden. Der Antikörper sorgt dann für eine Ansammlung des Medikaments bei der Tumorzelle. Das Medikament gelangt durch Endozytose in die Tumorzelle und wirkt dann zytostatisch (hemmt Zellteilung) oder zytotoxisch (zellschädigend) [6].

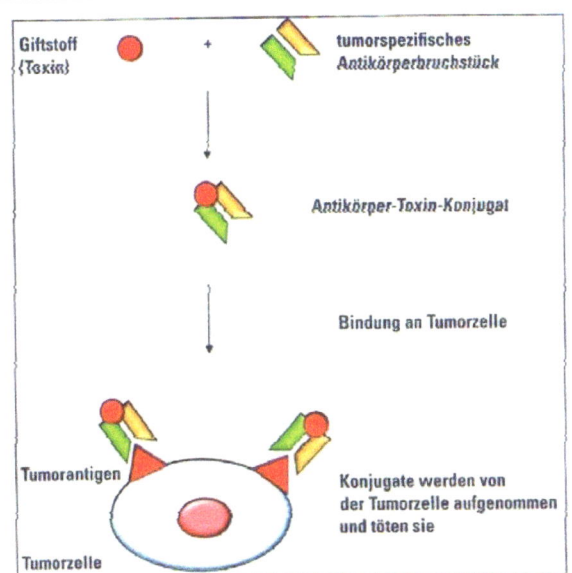

Abb. 16 [6]: Durch die Kopplung eines Toxins mit einem tumorspezifischen Antikörper entsteht ein Antikörper-Toxin-Konjugat. Trifft dieses auf ein passendes Tumorantigen, bindet es daran und wird von der Tumorzelle aufgenommen. Das Toxin tötet die Tumorzelle dann.

Wird das Antikörperbruchstück mit einem Radionuklid beladen, wird die gefundene Tumorzelle bestrahlt und stirbt. Der radioaktivierte Antikörper bestrahlt und tötet allerdings auch benachbarte Zellen [6].

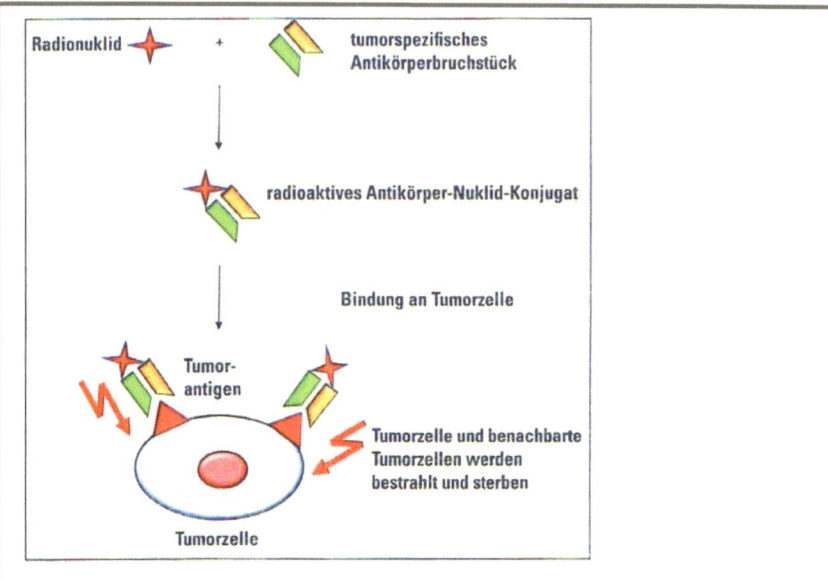

Abb. 17 [6]: Durch die Kopplung eines Radionuklids mit einem tumorspezifischen Antikörper entsteht ein radioaktives Antikörper-Nuklid-Konjugat. Trifft dieses auf ein passendes Tumorantigen, bindet es daran und bestrahlt diese und benachbarte Tumorzellen. Die bestrahlten Tumorzellen sterben.

4 Immuntherapie mit Natürlichen Killerzellen

Die zur unspezifischen Immunabwehr gehörenden natürlichen Killerzellen stammen aus dem Knochenmark und gehen wie die T-Zelle aus den lymphatischen Stammzellen hervor [6, 18]. Sie befinden im Blut, Lymphe sowie Organen und haben mit einer Woche eine kurze Lebensdauer [13, 18].

Natürliche Killerzellen erkennen und vernichten abnormale Zellen wie Tumor- oder virusinfizierte Zellen, sowie durch Antikörper markierte Zellen [2, 7, 12]. Sie greifen nicht die Krankheitserreger an, sondern die infizierten Körperzellen [3]. Ihre Besonderheit liegt in der Vernichtung neu entstandener Krebszellen. Sie greifen diese körpereigenen Zellen an, wenn deren Oberflächenrezeptoren Veränderungen aufweisen [2]. Dabei schädigt die NK-Zelle die Zellmembran der zu vernichtenden Zelle, sodass diese abstirbt [6]. Außerdem bilden natürliche Killerzellen Zytokine wie das Interferon-γ und GM-CSF (Granulocyte Makrophage Colony Stimulating Factor). Diese Zytokine aktivieren andere Immunzellen, wie Makrophagen oder zytotoxische T-Zellen [6, 17]. Sind diese Zellen aktiviert, können auch sie die Tumorzelle über Rezeptoren oder zytotoxische Botenstoffe abtöten. Somit sind NK-Zellen auch wichtig für die Aktivierung der adaptiven Immunabwehr [17].

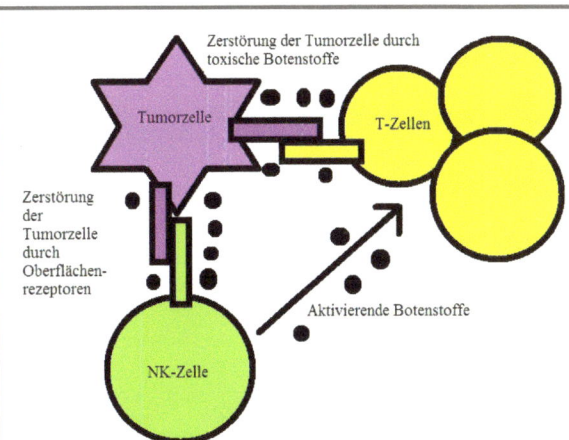

Abb. 18 nach [17]: Erkennt die NK-Zelle eine Tumorzelle über ihre Rezeptoren wird sie aktiviert. Jetzt können sie den Tumor zerstören oder Botenstoffe aussenden, die T-Zellen aktivieren. Diese können den Tumor nun auch erkennen und ihn über Rezeptoren oder Botenstoffe zerstören.

4.1 Geschichte der NK-Zelle

Vor 1975 wurde vermutet, dass eine Zelle in der Lage ist, Tumorzellen zu lysieren, ohne zuvor dafür sensibilisiert zu werden. Da diese Erscheinung nicht zu erklären war, wurde sie vorerst als Artefakt betrachtet. 1975 entdeckten Rolf Kiessling und Hugh Pross die natürliche Killerzelle in der Maus, die für die natürliche Zytotoxität verantwortlich ist. Später konnte die NK-Zelle auch im Menschen nachgewiesen werden. 1980 konnten NK-Zellen zum ersten Mal mikroskopisch sichtbar gemacht werden, was die folgende Forschung erleichterte und vorantrieb. [45]

4.2 Tötungsmechanismus der NK-Zelle

Die natürliche Killerzelle tötet durch Einleitung der Apoptose in der Zielzelle [12]. Hat sie eine abnormale Zelle erkannt und bindet an ihr, wird durch das Rezeptorsignal des NCR ein Anstieg von Calcium-Ionen in der NK-Zelle ausgelöst. Es folgt eine Anhäufung zytotoxische Granula an der Berührungsstelle der beidem Zellmembranen. Durch den Calcium Anstieg setzt die NK-Zelle die zytotoxische Granula durch Exozytose an der Kontaktstelle zur angegriffenen Zelle frei. Die Granula verschmilzt dabei mit der Killerzellmembran und entleert ihren Inhalt nach außen [6].

Diese Granula enthält Perforine (Proteine) und Granzyme (Enzyme) und kann rasch in großer Menge abgegeben werden. Die abgegebenen Perforinmoleküle dringen in die Zielzellmembran ein und verketten sich dort zu einem zylinderförmigen Polymer. Dazu sind die Calcium-Ionen nötig. Die Perforine perforieren also die Membran der Zielzelle. Jetzt können Wasser und die toxischen Ca^{2+}-Ionen in die Zelle einfließen und sie zum Platzen bringen [6].

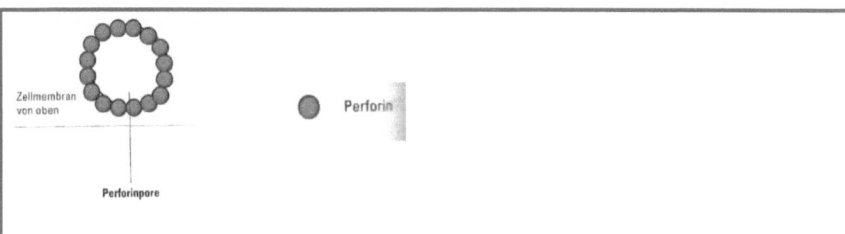

Abb. 19 [6]: Das Perforin der NK-Zelle verkettet sich zu einem Zylinder in der Zellmembran der Zielzelle. Durch diese Perforinpore können nun andere Stoffe in die Zielzelle eindringen.

Durch die Perforation der Zellmembran können auch die Granzyme eindringen. Die Granzyme dringen durch die Perforation in die Zelle ein und lösen dann in der Zielzelle den programmierten Zelltod, die Apoptose, aus [6]. Außerdem setzt die NK-Zelle Zytokine wie TNF-α oder IFN-γ frei [35].

Der programmierte Zelltod hat im Vergleich zur Nekrose den Vorteil, dass die Zellen nicht platzen. Dabei würde ihr Inhalt auslaufen, was Nachbarzellen beschädigen würde [6].

Ein weiterer wichtiger Stoff der in der Granula der natürlichen Killerzelle ist das Protein High Mobility Group Box 1 (HMGB1). Dieses Zytokin lockt andere Immunzellen an und ist ein starkes Zellgift. Es lässt Tumorzellen absterben, indem es ein Enzym blockiert, das für die Zellatmung erforderlich ist. Somit wird die Glycolyse inhibiert. Der Abbau von Glucose wird gestoppt, woraufhin die aerobe Energiegewinnung aussetzt und die Zielzelle abstirbt. Isoliert man HMGB1 aus NK-Zellen und behandelt damit Tumore bei Mäusen, schrumpfen oder sterben diese Tumore. Allerdings entwickeln Tumore auch besonders aggressive Tumorzellen, die teilweise gegen HMGB1 resistent sind. Diese Tumore sind an die anaerobe Energiegewinnung angepasst. Dennoch wäre eine solche Therapie erfolgsversprechend, da sie die Waffen des Immunsystems sehr selektiv nutzt, ohne vom Funktionieren des Immunsystems abhängig zu sein. Es gibt verschiedene Varianten des HMGB1, jedoch kann nur diese aus der Granula der NK-Zellen Tumore abtöten [23, 31].

4.3 NK-Zell-Rezeptoren

NK Zellen besitzen über 20 verschiedene Rezeptoren. Sie werden in killerzellhemmende und -aktivierende Rezeptoren aufgeteilt. Manche Liganden von bestimmten Rezeptoren der NK-Zelle sind noch unerforscht [12].

Name	Familie	Liganden	Signal
CD16 (Fc-γ-RIII)	lg	Fc von lgG	+
LAIR1	lg	?	-
2B4	lg	CD48	+
NKp44	lg	?	+
NKp30	lg	?	+
NKp46	lg	?	+
NKG2D	C-Typ-Lektin	MICA, MICB, ULBP's	+
NKp80	C-Typ-Lektin	?	+
NTB-A	lg	?	+
DNAM-1	lg	PVR (CD155), Nektin-2 (CD112)	+
ILT2	lg	HLA-A, HLA-B, HLA-G	-
KIR3DL2	lg	HLA-A	-
KIR3DL1	lg	HLA-B	-
KIR2DL4	lg	HLA-A, HLA-B, HLA-G	-
KIR2DS1, KIR2DS2	lg	HLA-C, bestimmte Allele	+
KIR2DL1, KIR2DL2, KIR2DL3	lg	HLA-C, bestimmte Allele	-
NKG2A, NKG2B	C-Typ-Lektin	HLA-E	-
NKG2C, NKG2E	C-Typ-Lektin	HLA-E	+

+: Aktivierung, -: Hemmung der NK-Zellen

Tabelle 2 nach [12]

Auf der Zellmembran der NK-Zelle gibt es bestimmte Bereiche, die Lipid Rafts. Sie sind die Schaltstelle für die NK-Zell-aktivierenden und -inhibierenden Signale. Auf den Lipid Rafts gibt es Strukturen, die die aktivierenden Rezeptoren benötigen. Wollen die aktivierenden Rezeptoren die NK-Zelle aktivieren, müssen sie sich in den Lipid Rafts befinden. Daher ist es das Ziel der inhibierenden Rezeptoren, zu verhindern, dass die aktivierenden Rezeptoren in die Lipid Rafts gelangen. Sind die inhibierenden Rezeptoren angeregt, können die aktivierenden Rezeptoren daher nicht mehr in die Lipid Rafts gelangen. Entfernt man die Lipid Rafts, können NK-Zellen nicht mehr aktiviert werden [20].

4.4 Aktivierungsmöglichkeiten der NK-Zelle

NK-Zellen müssen nicht durch Antigene aktiviert werden [6]. Außerdem besitzen sie keine Antigen-spezifischen Rezeptoren [7]. Dank dieser Eigenschaften ist die NK-Zelle nicht, wie die T-Zelle, auf ein bestimmtes Antigen spezifisch [6]. Somit ist die NK-Zelle die einzige Zelle, die Tumorzellen erkennen kann, ohne zuvor ein Antigen erkennen zu müssen [21].

„Natürliche Killerzellen werden durch ein Gleichgewicht von aktivierenden und inhibierenden Rezeptoren reguliert [15]."

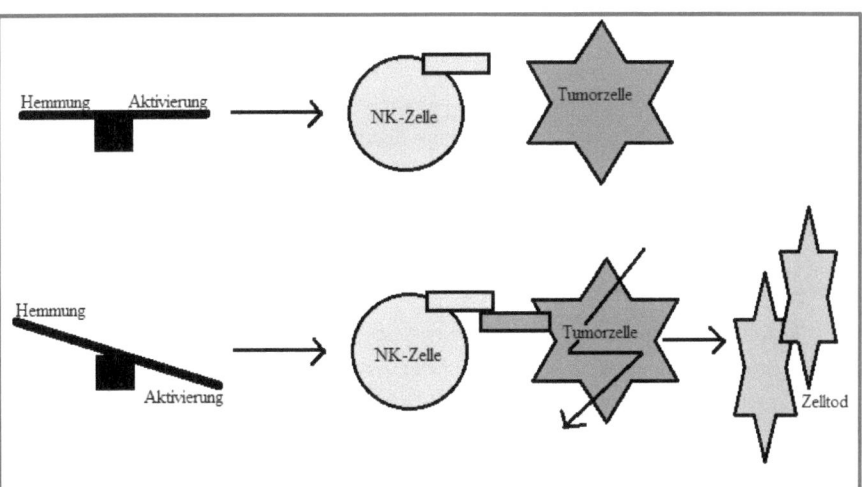

Abb. 20 nach [17]: Sind die inhibierenden und aktivierenden Signale im Gleichgewicht, bleiben NK-Zellen inaktiv. Überwiegen, wie bei einer Tumorzelle, die aktivierenden Signale, wird die NK-Zelle aktiviert und zerstört die Tumorzelle.

Inhibierende Signale werden meist von MHC-Klasse-I-Molekülen vermittelt. Aktivierende Signale kommen dagegen beim missing-self oder beim induced-self (vermehrte Expression aktivierender Liganden) zustande [22]. Sind die Signale im Gleichgewicht, bleibt die NK-Zelle inaktiv. Überwiegen allerdings die aktivierenden Signale, wie bei Tumorzellen, wir die NK-Zelle aktiviert und tötet die Tumorzelle [17].

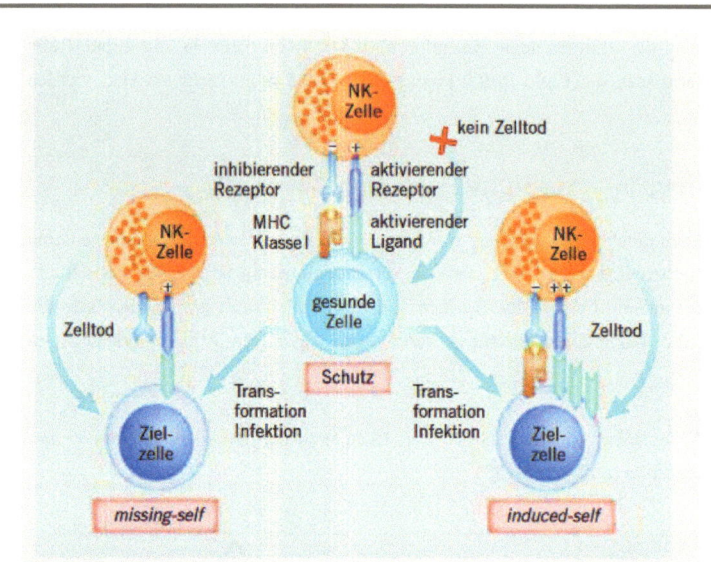

Abb. 21 [22]: Die zytotoxische Aktivität der natürlichen Killerzelle wird durch die Balance von aktivierenden und inhibierenden Signalen reguliert. Überwiegen inhibierende Signale, die meist von MHC-Klasse-I-Molekülen ausgehen, wird die gesunde Zelle geschützt. Es gibt zwei Arten vom Überwiegen der aktivierenden Liganden. Beim Missing-self fehlen die inhibierenden Signale. Beim Induced-self liegen die aktivierenden Liganden vermehrt vor. In beiden Fällen wird die Zielzelle von der NK-Zelle lysiert.

NK-Zellen verlieren schnell ihre Angriffslust [30]. Außerdem tragen viele verschiedenen Mechanismen der Immunevasion der Tumore dazu bei, dass die NK-Zellen die Tumore nicht mehr erkennen und somit nicht vernichten können [35]. Daher müssen natürliche Killerzellen aktiviert werden [30].

4.4.1 Natürliche zytotoxische Rezeptoren (NCR)

Die natürlichen zytotoxischen Rezeptoren sind nur in der Zellmembran natürlicher Killerzellen zu finden. Dank derer können natürliche Killerzellen zwischen Freund- und Feindzellen unterscheiden. Dementsprechend wird dann ihre Aktivität gebremst oder hochgefahren [8]. Zu ihnen gehören NKp30, NKp44 uns NKp46. Ihre Liganden sind bisher weitestgehend unbekannt [22].

4.4.2 KIRs (Killer Cell Immunoglobulin-like Receptors)

Die integralen Membranproteine KIR sind Rezeptoren, die natürliche Killerzellen aktivieren oder hemmen. Sie kommen als integrale Membranproteine vor, befinden sich also in der Zellmembran der natürlichen Killerzellen [6]. Durch diese Rezeptoren kann die NK-Zelle beim direkten Kontakt mit der Zielzelle aktiviert werden [42].

Die killerzellhemmenden Rezeptoren (KIRs) hemmen die natürliche Killerzelle und unterbinden ihre Tötungsfunktion [6].

Die killerzellaktivierenden Rezeptoren (KARs) aktivieren die Tötungsfunktion der natürlichen Killerzelle [6].

Die Liganden (das Molekül, das vom Rezeptor erkannt wird) der hemmenden KIRs sind MHC-Klasse-I-Moleküle [6]. Körpereigene Zellen tragen viele MHC-I-Moleküle [17]. Bindet die natürliche Killerzelle mit einem MHC-Klasse-I-Molekül, so wie es bei gesunden Zellen der Fall ist, wird ihre Tötungsaktivität unterdrückt [6, 9]. Die Zelle ist vor einem Angriff der NK-Zelle geschützt. [17]. Tumorzellen können dem Angriff von T-Zellen entgehen, indem sie ihre MHC-Moleküle abwerfen [15]. Sind die MHC-Klasse-I-Moleküle auf der Zielzelle verändert, vermindert oder komplett fehlend, wie bei Tumorzellen oder virusinfizierten Zellen, wird aber die natürliche Killerzelle durch die KARs dazu veranlasst, bei dieser Zelle die Apoptose einzuleiten [6, 7, 12]. Dieses Prinzip wird als Missing-self-Hypothese bezeichnet [9]. Die Signale der KARs heben alle Signale der inhibierenden Rezeptoren auf [12].

41

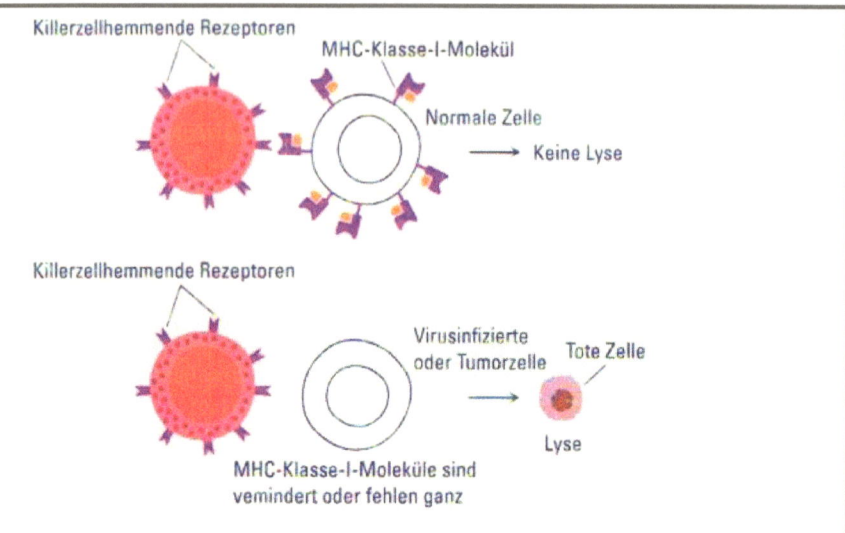

Abb. 22 [6]: Eine normale körpereigene Zelle exprimiert MHC-Klasse-I-Moleküle. Bindet die NK-Zelle mit ihren KIRs daran, wird sie inhibiert. Eine Tumorzelle exprimiert keine MHC-Klasse-I-Moleküle oder weist sie nur in verminderter Form auf. Die KIRs können nicht daran bindet, woraufhin die NK-Zelle aktiviert wird und die Tumorzelle durch Lyse tötet.

Die natürliche Killerzelle exprimiert nicht alle in ihrem Genom kodierten inhibitorischen KIRs. Aber jede NK-Zelle exprimiert durch zufällige Regulation mindestens einen inhibitorischen KIR. So können MHC-I tragende Zellen alle NK-Zellen inhibieren. Es wird gewährleistet, dass keine gesunden Zellen angegriffen werden [12].

4.4.3 NKG2D

NKG2D ist einer der wichtigsten aktivierenden Rezeptoren der natürlichen Killerzelle [35]. Sie sind auf Tumor-, aber nicht auf gesunden Zellen zu finden [17].

Die Liganden des NKG2D sind MICA (MHC-class I-related chain A), MICB und die ULBP 1-6 [22, 35]. Bindet der Rezeptor an einen dieser Liganden, wird die NK-Zelle aktiviert und lysiert die Zielzelle [12, 15]. MICA und MICB sind Moleküle, die gestresste Zellen, dazu gehören auch Tumorzellen, vermehrt exprimieren [12]. Auf den meisten gesunden Zellen fehlen diese Liganden [35].

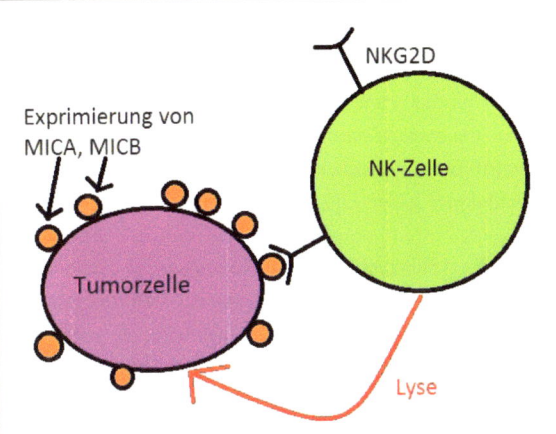

Abb. 23: Tumorzelle exprimieren die Liganden des NK-Zellrezeptors MICA und MICB. Bindet die NK-Zelle mit dem NKG2D Rezeptor daran, wird sie aktiviert und lysiert die Zielzelle.

Tumorzellen werfen aber ihre MICA-Liganden ab und blockieren so die NK-Zelle. (Immune-escape-Mechanismus) Um eine NK-Zell-Therapie wirksam zu machen, kann man also die löslichen MICA-Liganden zuvor aus dem Blut des Patienten entfernen. So sollen sie NK-Zellen ungehindert zum Tumor gelangen können [22].

4.4.4 FasL

Natürliche Killerzellen tragen FasL, Liganden für den Rezeptor FasR, den Tumorzellen in großen Mengen exprimieren [21, 44]. Die Bindung des Fas-Liganden (CD95L) an den Fas-Rezeptor (CD95) der Zielzelle aktiviert die NK-Zelle [42]. Nach der Ligandenbindung wird in der FasR tragenden Tumorzelle die Apoptose eingeleitet [44].

4.4.5 Fc-Rezeptoren

Natürliche Killerzellen exprimieren, wie zum Beispiel auch Makrophagen, Fc-Rezeptoren [6]. Der Fc-Rezeptor heißt CD16, oder Fc-γ-I [24, 25]. Mit ihnen können sie an die hintere konstante Region eines Antikörpers binden, ohne die Zellantigene zu erkennen [25]. Natürliche Killerzellen können von tumorspezifischen monoklonalen Antikörpern über ihren Fc-Rezeptor aktiviert werden [6]. Bei der natürlichen Killerzelle heißt dieser, für die Fc-Rezeptor-Bindungsstelle des Antikörpers spezifische, Rezeptor CD16 bzw. FcγR [12].

Mit seiner variablen Region bindet der Antikörper an ein Tumorantigen [6]. Antikörper markieren die Zielzelle, woraufhin die natürliche Killerzelle mit ihrem CD16 Rezeptor an die Fc-Erkennungsstelle der Antikörper bindet [12]. Diese Bindung aktiviert die natürliche Killerzelle, und sie tötet die antikörper-beladene Tumorzelle [42]. So kann die unspezifische NK-Zelle mithilfe spezifischer Antikörper eine Zielzelle zerstören. Diese antikörpervermittelte Zerstörung von Zielzellen wird antikörperabhängige zelluläre Zytotoxität (ADCC von engl.: antibody-dependent cellular cytotoxity) genannt [12].

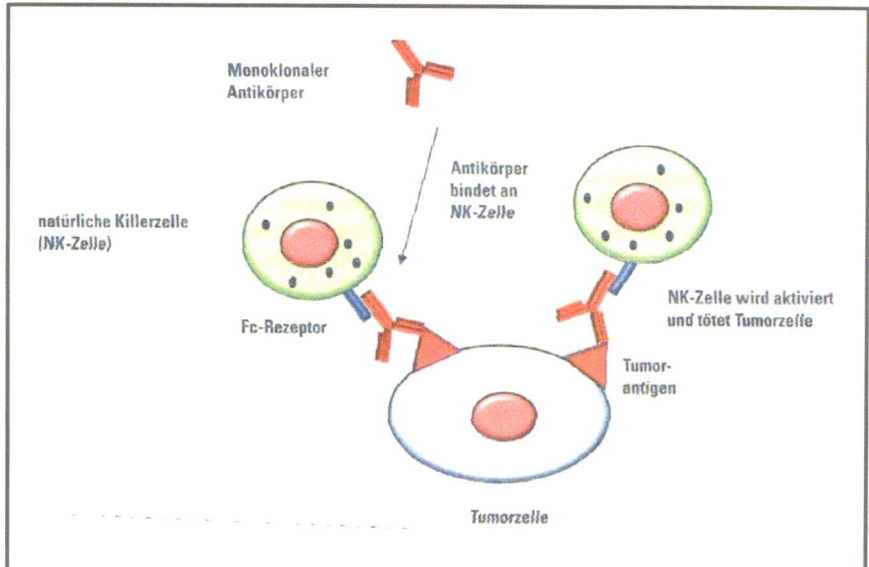

Abb. 24 [6]: Ein Tumorspezifischer monoklonaler Antikörper bindet mit seiner variablen Region an das Tumorantigen einer Tumorzelle und mit seiner Fc-Bindungsstelle an den Fc-Rezeptor einer natürlichen Killerzelle. Die NK-Zelle wird dadurch aktiviert und tötet die Tumorzelle.

Bei B-Zell-Lymphomen wird der Anti-CD20-Antikörper Obinutuzumab eingesetzt. Er bindet an den CD20 Rezeptor der B-Zelle und aktiviert so NK-Zellen. Im Vergleich zu seinem Vorgänger Rituximab zeigt Obinutuzumab in Studien bessere Ergebnisse. Beide Anti-CD20-Antikörper werden in Kombination mit Chlorambucil verabreicht. In einer Studie mit 781 Patienten wurden die beiden Anti-CD20-Antikörper miteinander und nur mit Chlorambucil verglichen. Obinutuzumab konnte im Vergleich die meisten Patienten komplett heilen [32].

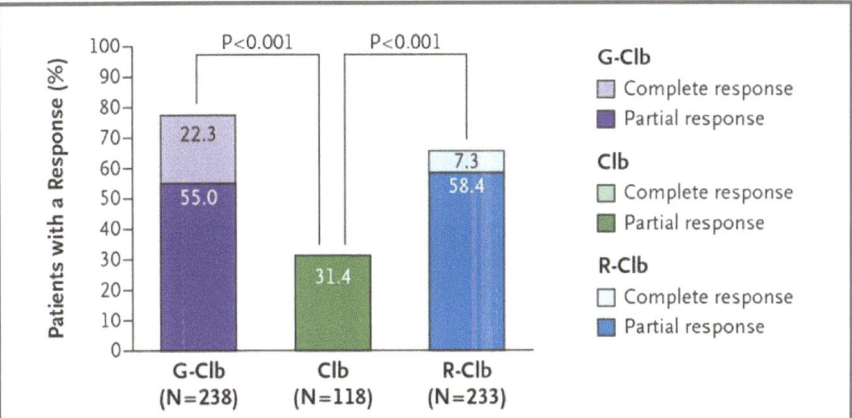

Abb. 25 [32]: Das Diagramm zeigt Ansprechraten nach 3 Monaten Behandlung. Die P-Werte wurden unter Verwendung eines Log-Rank-Tests berechnet. Clb bezeichnet Chlorambucil allein, G-Clb steht für die Kombination Obinutuzumab-Chlorambucil und R-Clb steht für die Kombination Rituximab-Chlorambucil. Chlorambucil allein konnte keinen Patienten komplett heilen. Im Kombination Obinutuzumab sprachen 22,3% der Patienten komplett darauf an, in Kombination mit Rituximab sprachen 7,3% der Patienten komplett darauf an.

4.4.6 Interferone und Interleukine

Interferone sind Zytokine die von virusinfizierten Zellen gebildet und freigesetzt werden. Sie sorgen dann zum einen für Virusresistenz in ihren Nachbarzellen. Zum anderen aktivieren sie die natürliche Killerzelle, indem ihre Zytotoxität erhöht wird. Hier agieren Interferon-α und $-\beta$ [6]. Die Aktivität der NK-Zelle kann bis zu 100-mal verstärkt werden, wenn sie mit Interferon-α und $-\beta$, oder dem Interleukin 2 in Kontakt kommt [24].

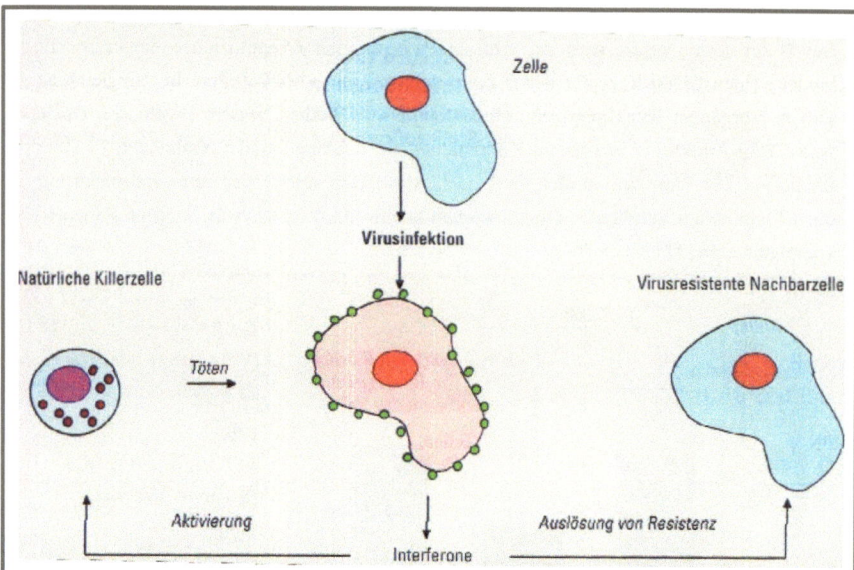

Abb. 26 [6]: Eine virusinfizierte Zelle setzt Interferone frei. Diese lösen in den Nachbarzellen die Bildung von antiviralen Proteinen aus, sodass diese gegen den Virus resistent werden. Außerdem erhöhen die Interferone die natürliche Zytotoxität der natürlichen Killerzelle, welche die virusinfizierten Zellen dann töten.

Auch in der Immuntherapie können Interferone zur NK-Zell-Aktivierung beim adoptiven Zelltransfer eingesetzt werden. Mit einem Cocktail aus den Interleukinen 12, 15 und 18 können NK-Zellen in der Kultschale aktiviert werden. Nach der Injektion in krebskranke Mäuse, die zuvor mit Bestrahlungstherapie behandelt wurden, bremsen die aktivierten NK-Zellen das Tumorwachstum [30]. Schon eine Injektion mit 10^6 aktivierten NK-Zellen zeigte in den tumortragenden und bestrahlen Mäusen Anti-Tumor-Effekte [33]. Unbehandelte NK-Zellen bleiben dagegen wirkungslos. Außerdem werden die vorbehandelten NK-Zellen in der Maus durch andere Immunzellen stimuliert. So bleiben die NK-Zellen länger aktiviert. Dies lässt sich durch das Immunologische Gedächtnis der NK-Zelle erklären [30].

Die Fähigkeiten sich erinnern und anpassen zu können, gehören zu den Immunzellen der adaptiven Immunabwehr. Doch auch NK-Zellen haben ein immunologisches Gedächtnis. Je reifer eine NK-Zelle ist, desto mehr Virus-spezifische Oberflächenmoleküle besitzt sie. Das heißt, dass sie sich an vergangene Infektionen erinnert und sich daran angepasst hat [19].

Auch menschliche NK-Zellen können *in vitro* mit besagtem Cocktail aktiviert werden [30]. Bei einem adoptiven Zelltransfer wurden NK-Zellen mit IL-2 aktiviert. Die Hälfte der damit behandelten Patienten sprach darauf an [35].

In einer weiteren aktuellen Phase-I-Studie wurden ebenfalls NK-Zellen mit den Interleukinen 12, 15 und 18 aktiviert. Die Zellen stammen dabei von einem nah verwandten Spender. Dessen NK-Zellen werden von Rest des Bluts getrennt und über Nacht in eine Lösung mit den Interleukinen gegeben. Diese chemischen Signale trainieren die NK-Zellen, sodass diese eine zytokin-induzierte Erinnerungsfähigkeit erhalten, um Tumore nach der Injektion in den Patienten besser bekämpfen zu können als unbehandelte NK-Zellen. *„Soldiers are never sent into combat without basic training."* Die Aktivierung durch die Interleukine ist also wie eine Grundausbildung für die natürlichen Killerzellen. Treffen die behandelten Zellen zum ersten Mal auf Tumorzellen, erinnern sie sich an ihre „Ausbildung" und können die Tumorzellen erfolgreicher bekämpfen. Außerdem teilen sich die behandelten Zellen öfter, bestehen länger und erzeugen mehr Interferon-γ. Das Immunsystem der Patienten wird vor der Injektion durch Chemotherapie geschwächt, sodass sich die NK-Zellen im Blut vermehren können. Diese Therapie wurde in der Studie an neun an akuter Leukämie erkrankten Patienten getestet und war mit einer Ansprechrate von 50% erfolgreich [43].

5 Diskussion

Natürliche Killerzellen bieten Immunologen viele Möglichkeiten, sie zur Krebsimmuntherapie zu nutzen. Dank ihrer vielfältigen Aktivierungsmöglichkeiten, die zum Teil auf ihrer Vielzahl an Rezeptoren beruhen, ist die Anzahl an Möglichkeiten, die NK-Zellen zu sensibilisieren, enorm groß. Wegen ihrer kurzen Geschichte sind sie heute ein relativ neues Forschungsgebiet der Krebsimmuntherapie. Derzeit gibt es viele laufende Studien, Forschungsprojekte und neue Entdeckungen rund um die NK-Zelle.

Therapien mit natürlichen Killerzellen werden wahrscheinlich vor allem in Verbindung mit anderen Therapien eingesetzt. Zum Beispiel kann das Immunsystem zuerst durch Chemotherapie geschwächt werden, sodass die NK-Zellen Zeit und Raum haben, sich im Blut des Patienten zu vermehren und die Krebszellen zu töten. Eine andere Möglichkeit ist, eine solche Immuntherapie mit einer anderen Immuntherapie zu verbinden, um die Antikrebsreaktion der natürlichen Killerzellen bestmöglich aktivieren zu können [43].

Da Pateinten so unterschiedlich auf Immuntherapien reagieren, kann eine spezielle Therapie bei manchen Patienten kaum Erfolgsaussichten bieten, andere Patienten dagegen heilen. Das macht die Krebsimmuntherapie zum einen interessant, zum anderen aber auch schwierig, da der Erfolg einer Therapie bei einem spezifischen Pateinten nicht vorhergesagt werden kann. Studien belegen, dass Krebsimmuntherapien mit natürlichen Killerzellen aber gute Erfolge erzielen. Sie beweisen, dass die Krebsimmuntherapie mit NK-Zellen keine vage Zukunftsvision mehr ist, sondern uns schon heute in der Medizin begegnet. Deshalb lohnt es sich, jetzt und in Zukunft, den Fokus der Immunforschung auf die natürliche Killerzelle zu setzten [43].

6 Literaturangaben

[1] Markl, Jürgen / Gemballa, Sven / Heinze, Jürgen (2010): *Markl Biologie. Oberstufe.* Ernst Klett Verlag, Stuttgart, Leipzig

[2] Bayrhuber, Horst / Kull, Ulrich (1998): *Linder. Biologie.* 21. Auflage, Schroedel Verlag, Hannover

[3] Becker, Andrea / Bokelmann, Inga / Krull, Hans-Peter (2012): *Natura. Biologie für Gymnasien Oberstufe.* Ernst Klett Verlag, Stuttgart

[4] Seite „Immunsystem". In: Wikipedia, Die freie Enzyklopädie. Bearbeitungsstand: 16. März 2017, 19:00 UTC. URL: https://de.wikipedia.org/w/index.php?title=Immunsystem&oldid=163644574 (Abgerufen: 21. Mai 2017, 15:05 UTC)

[5] Seite „Impfung". In: Wikipedia, Die freie Enzyklopädie. Bearbeitungsstand: 2. Mai 2017, 22:47 UTC. URL: https://de.wikipedia.org/w/index.php?title=Impfung&oldid=165130315 (Abgerufen: 21. Mai 2017, 15:06 UTC)

[6] Häcker, Bärbel (2014): *Immunologie für Dummies.* Wiley-Vch Verlag, Weinheim

[7] Seite „NK-Zelle". In: Wikipedia, Die freie Enzyklopädie. Bearbeitungsstand: 5. Juli 2016, 16:37 UTC. URL: https://de.wikipedia.org/w/index.php?title=NK-Zelle&oldid=155894043 (Abgerufen: 21. Mai 2017, 15:10 UTC)

[8] Seite „Natürliche cytotoxische Rezeptoren". In: Wikipedia, Die freie Enzyklopädie. Bearbeitungsstand: 15. Juni 2015, 09:03 UTC. URL: https://de.wikipedia.org/w/index.php?title=Nat%C3%BCrliche_cytotoxische_Rezeptoren&oldid=143106761 (Abgerufen: 21. Mai 2017, 15:11 UTC)

[9] Seite „Missing-self-Hypothese". In: Wikipedia, Die freie Enzyklopädie.
Bearbeitungsstand: 10. April 2017, 14:33 UTC. URL:
https://de.wikipedia.org/w/index.php?title=Missing-self-Hypothese&oldid=164421720
(Abgerufen: 21. Mai 2017, 15:11 UTC)

[10] Seite „T-Zell-Rezeptor". In: Wikipedia, Die freie Enzyklopädie. Bearbeitungsstand:
26. April 2017, 13:55 UTC. URL: https://de.wikipedia.org/w/index.php?title=T-Zell-
Rezeptor&oldid=164936037 (Abgerufen: 21. Mai 2017, 15:12 UTC)

[11] Seite „Haupthistokompatibilitätskomplex". In: Wikipedia, Die freie Enzyklopädie.
Bearbeitungsstand: 14. Januar 2017, 10:43 UTC. URL:
https://de.wikipedia.org/w/index.php?title=Haupthistokompatibilit%C3%A4tskomplex
&oldid=161621087 (Abgerufen: 21. Mai 2017, 15:13 UTC)

[12] Schütt, Christine / Bröker, Barbara (2006): *Grundwissen Immunologie*. Spektrum
Akademischer Verlag, München

[13] DocCheck Flexikon (2017): *Tumor*. URL: http://flexikon.doccheck.com/de/Tumor
(Abgerufen: 21. Mai 2017)

[14] H. Hinghofer-Szalkay (2017): *Funktionen des angeborenen Immunsystems*. URL:
http://physiologie.cc/XVII.2.htm (Abgerufen: 21. Mai 2017)

[15] Huber, C. / Rammensee, H.-G. / Wölfel, T. (2008): *Krebsimmuntherapien. Standards
und Innovationen*. Deutscher Ärzte-Verlag, Köln

[16] Seite „Krebsimmuntherapie". In: Wikipedia, Die freie Enzyklopädie.
Bearbeitungsstand: 30. Dezember 2016, 18:43 UTC. URL:
https://de.wikipedia.org/w/index.php?title=Krebsimmuntherapie&oldid=161114343
(Abgerufen: 21. Mai 2017, 15:28 UTC)

[17] Cerwenka, Adelheid / Suri-Payer, Elisabeth (2004): *Natürliche Killerzellen im Kampf
gegen Krebs*. In: BIOforum 7-8 / 2004, Weinheim, Seiten 46-47

[18]   DocCheck Flexikon (2017): *NK-Zelle.* URL: http://flexikon.doccheck.com/de/NK-Zelle (Abgerufen: 21. Mai 2017)

[19]   DocCheck Flexikon (07.02.2013): *NK-Zellen: Und sie erinnern sich doch.* URL: :
        http://news.doccheck.com/de/111/nk-zellen-und-sie-erinnern-sich-doch/ (Abgerufen:
        21. Mai 2017)

[20]   Watzl, Carsten (2005): *Die Waffen des Immunsystems: wie Killerzellen zwischen
        körpereigen und körperfremd unterscheiden.* In: Ruperto Carola, Ausgabe 3/2005,
        Nachzulesen unter: http://www.uni-heidelberg.de/presse/ruca/ruca05-3/watz.html

[21]   Lützner, Nicolas (2016): *Funktionsdiagnostik natürlicher Killerzellen bei Infektionen
        und Krebserkrankungen.* Labor Dr. Bayer, Leinfelden-Echterdingen, Nachzulesen
        unter: http://www.labor-
        bayer.de/laborinformationen_publikationen/immundiagnostik/DrBayer-
        Funktionsdiagnostik-natuerlicher-Killerzellen-web.pdf

[22]   Koch, Joachim (2011): *Schlauer als die Krebszellen. Biochemiker unterstützen die
        Arbeit natürlicher Killerzellen.* In: Forschung Frankfurt 3/2011, Seiten 81-84,
        Nachzulesen unter: http://www.forschung-frankfurt.uni-
        frankfurt.de/36050810/fofra_3-11_20.pdf

[23]   Jarasch, Ernst-Dieter (11.07.2016): *Das Gift der Killerzellen.* URL:
        https://www.gesundheitsindustrie-bw.de/de/fachbeitrag/aktuell/das-gift-der-
        killerzellen/ (Abgerufen: 21. Mai 2017)

[24]   Janeway, Charles (2002): *Immunologie.* 5. Auflage, Spektrum Akademischer Verlag,
        Heildelberg, Berlin

[25]   Kaufmann, Stefan (2014): *Basiswissen Immunologie.* Springer-Verlag, Berlin,
        Heidelberg

[26] Somerville, Robert (1994): *Das Immunsystem. Faszination menschlicher Körper.* Time-Life Books B.V., Hamburg

[27] Seite „Tumor". In: Wikipedia, Die freie Enzyklopädie. Bearbeitungsstand: 16. Mai 2017, 11:18 UTC. URL: https://de.wikipedia.org/w/index.php?title=Tumor&oldid=165554973 (Abgerufen: 21. Mai 2017, 16:03 UTC)

[28] Seite „Immun-Checkpoint-Inhibitor". In: Wikipedia, Die freie Enzyklopädie. Bearbeitungsstand: 11. Mai 2017, 13:44 UTC. URL: https://de.wikipedia.org/w/index.php?title=Immun-Checkpoint-Inhibitor&oldid=165412017 (Abgerufen: 21. Mai 2017, 16:04 UTC)

[29] Seite „CTLA-4". In: Wikipedia, Die freie Enzyklopädie. Bearbeitungsstand: 3. Oktober 2016, 19:57 UTC. URL: https://de.wikipedia.org/w/index.php?title=CTLA-4&oldid=158446949 (Abgerufen: 21. Mai 2017, 16:05 UTC)

[30] Seltmann, Stefanie (06.12.2012): *Cocktail verleiht Immunzellen Ausdauer gegen Krebs.* Pressemitteilung des Deutschen Krebsforschungszentrum, Nr. 65, Nachzulesen unter: https://www.dkfz.de/de/presse/pressemitteilungen/2012/download/dkfz_pm_12_65.pdf

[31] Cerwenka, Adelheid / Kopitz, Jürgen / Schirmacher, Peter / Roth, Wilfried / Gdynia, Georg (2016): *HMGB1: The metabolic weapon in the arsenal of NK cells.* In: MOLECULAR & CELLULAR ONCOLOGY2016, VOL. 3, NO. 4, Nachzulesen unter: http://www.tandfonline.com/doi/pdf/10.1080/23723556.2016.1175538?needAccess=true&

[32] Goede, Valentin / Fischer, Kirsten / Busch, Raymonde (20.03.2014): *Obinutuzumab plus Chlorambucil in Patients with CLL and Coexisting Conditions.* URL: http://www.nejm.org/doi/10.1056/NEJMoa1313984#t=articleBackground (Abgerufen: 21. Mai 2017)

[33] Ni, Jing / Miller, Matthias / Stojanovic, Ana /Garbi, Natalio / Cerwenka, Adelheid (03.12.2012): *Sustained effector function of IL-12/15/18–preactivated NK cells against established tumors*. In: Journal of Experimental Medicine, Vol. 209 No. 13, 2012, Seiten 2351 – 2365, Nachzulesen unter:
https://www.researchgate.net/publication/233840436_Sustained_effector_function_of_
IL-121518-preactivated_NK_cells_against_established_tumors

[34] Onko Internetportal (2017): *Malignes Melanom: Kombination Nivolumab plus Ipilimumab zeigt eindrucksvolle Wirksamkeit in Phase-III-Studie.* URL:
https://www.krebsgesellschaft.de/onko-internetportal/aktuelle-themen/aktuelle-
themen-2017/melanom-kombination-von-nivolumab-und-ipilimumab-zeigt-bessere-
wirksamk.html (Abgerufen: 21. Mai 2017)

[35] Hölsken, Oliver / Miller, Matthias / Cerwenka, Adelheid (2014): *Die Nutzung natürlicher Killerzellen für die Therapie des Melanoms.* In: Journal of the German Society of Dermatology, Seiten 23-29, Nachzulesen unter:
http://onlinelibrary.wiley.com/doi/10.1111/ddg.12557_suppl/epdf

[36] Seite „Human Leukocyte Antigen". In: Wikipedia, Die freie Enzyklopädie. Bearbeitungsstand: 27. November 2016, 01:16 UTC. URL:
https://de.wikipedia.org/w/index.php?title=Human_Leukocyte_Antigen&oldid=16010
8737 (Abgerufen: 21. Mai 2017, 17:22 UTC)

[37] MSD Medienportal (2016): *Das Immunsystem – der Schlüssel im Kampf gegen Krebs.* URL: http://www.msd-presse.de/nachrichten/detail/das-immunsystem-der-schluessel-
im-kampf-gegen-krebs/ (Abgerufen: 21. Mai 2017)

[38] DocCheck Flexikon (2017): *Krebs.* URL: http://flexikon.doccheck.com/de/Krebs
(Abgerufen: 21. Mai 2017)

[39] Mayer, Eva (2014): *Der Einfluss natürlicher Killerzellen auf die Tumorimmunität in einem Doxorubicin-abhängigen murinen Vakzinierungsmodell.* Dissertation, Friedrich-Alexander-Universität Erlangen-Nürnberg, Nachzulesen unter:
https://opus4.kobv.de/opus4-fau/files/5417/PromotionFriederikeEvaMayer.pdf

[40]   Rüegg, Peter (25.06.2014): *Tarnkappe für Immunzellen.* URL:
        https://www.ethz.ch/de/news-und-veranstaltungen/eth-news/news/2014/06/tarnkappe-
        fuer-immunzellen.html (Abgerufen: 21. Mai 2017)

[41]   Sörgel, Fritz / Landersdorfer, Cornelia / Bulitta, Jürgen (2004): *Vom Farbstoff zum*
        Rezeptor: Paul Ehrlich und die Chemie. In: Nachrichten aus der Chemie, Juli / August
        2004, 52, Seiten 777 – 782, Nachzulesen unter: http://www.paul-
        ehrlich.de/Links/Nachr_ehrlich.pdf

[42]   Lanz, Anna-Lisa (2010): *TLR7-aktivierende RNA-Oligonukleotide in der*
        Immuntherapie von Tumoren: Aktivierung natürlicher Killerzellen. Dissertation,
        Ludwig-Maximilians-Universität zu München, Nachzulesen unter: https://edoc.ub.uni-
        muenchen.de/12248/1/Lanz_Anna-Lisa.pdf

[43]   Strait, Julia Evangelou (21.09.2016): *New immunotherapy for leukemia shows promise*
        in small clinical trial. 'Training' immune cells boosts effectiveness in patients with
        AML. URL: https://medicine.wustl.edu/news/new-immunotherapy-leukemia-shows-
        promise-small-clinical-trial/ (Abgerufen: 30.05.2017)

[44]   Seite „Fas-Rezeptor". In: Wikipedia, Die freie Enzyklopädie. Bearbeitungsstand: 21.
        Dezember 2016, 13:00 UTC. URL: https://de.wikipedia.org/w/index.php?title=Fas-
        Rezeptor&oldid=160868033 (Abgerufen: 31. Mai 2017, 19:39 UTC)

[45]   Wikipedia contributors. Natural killer cell. Wikipedia, The Free Encyclopedia. May
        24, 2017, 09:44 UTC. URL:
        https://en.wikipedia.org/w/index.php?title=Natural_killer_cell&oldid=781988657.
        (Abgerufen: 31.05.2017)

7 Anhang

[13] DocCheck Flexikon (2017): *Tumor*. URL: http://flexikon.doccheck.com/de/Tumor
(Abgerufen: 21. Mai 2017)

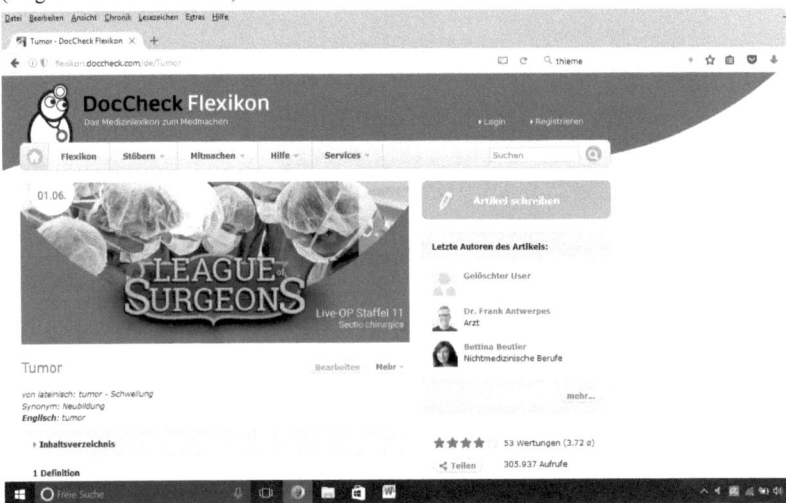

[14] H. Hinghofer-Szalkay (2017): *Funktionen des angeborenen Immunsystems*. URL:
http://physiologie.cc/XVII.2.htm (Abgerufen: 21. Mai 2017)

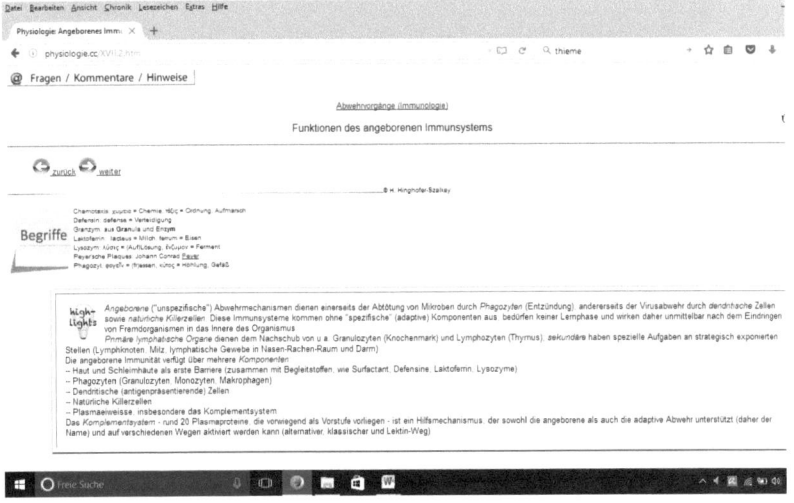

[18]   DocCheck Flexikon (2017): *NK-Zelle*. URL: http://flexikon.doccheck.com/de/NK-
Zelle (Abgerufen: 21. Mai 2017)

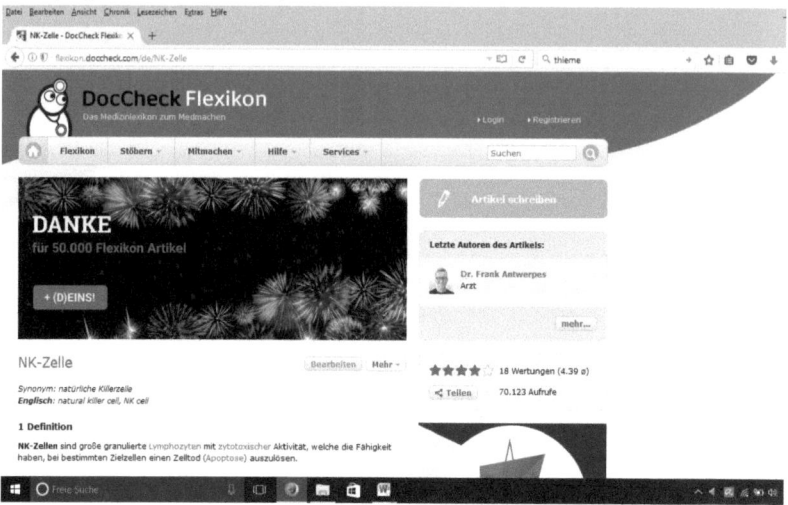

[19]   DocCheck Flexikon (07.02.2013): *NK-Zellen: Und sie erinnern sich doch*. URL: :
http://news.doccheck.com/de/111/nk-zellen-und-sie-erinnern-sich-doch/ (Abgerufen:
21. Mai 2017)

[23]   Jarasch, Ernst-Dieter (11.07.2016): *Das Gift der Killerzellen.* URL:
https://www.gesundheitsindustrie-bw.de/de/fachbeitrag/aktuell/das-gift-der-
killerzellen/ (Abgerufen: 21. Mai 2017)

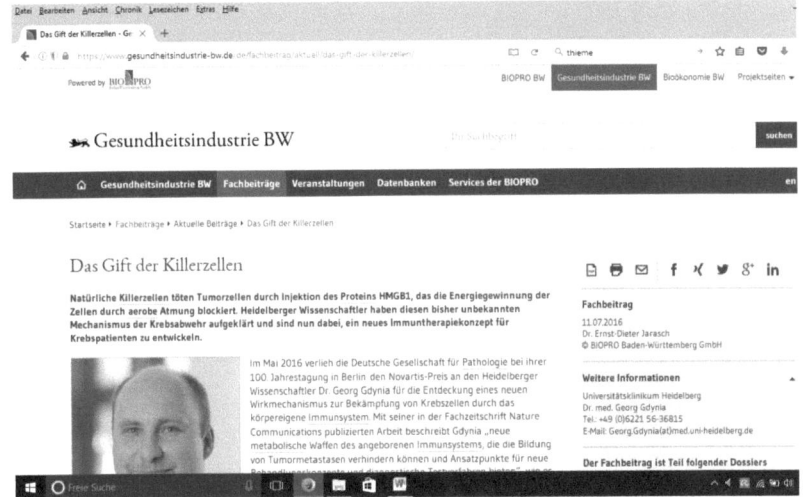

[32]   Goede, Valentin / Fischer, Kirsten / Busch, Raymonde (20.03.2014): *Obinutuzumab
plus Chlorambucil in Patients with CLL and Coexisting Conditions.* URL:
http://www.nejm.org/doi/10.1056/NEJMoa1313984#t=articleBackground (Abgerufen:
21. Mai 2017)

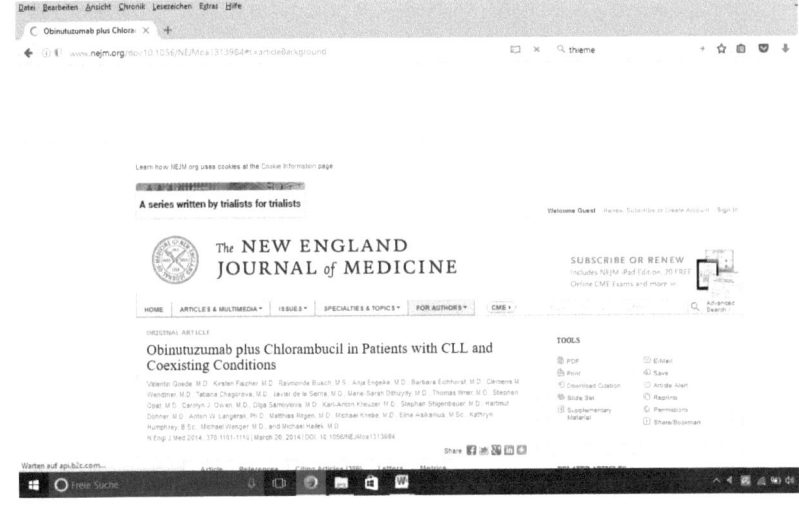

[34]   Onko Internetportal (2017): *Malignes Melanom: Kombination Nivolumab plus Ipilimumab zeigt eindrucksvolle Wirksamkeit in Phase-III-Studie.* URL: https://www.krebsgesellschaft.de/onko-internetportal/aktuelle-themen/aktuelle-themen-2017/melanom-kombination-von-nivolumab-und-ipilimumab-zeigt-bessere-wirksamk.html (Abgerufen: 21. Mai 2017)

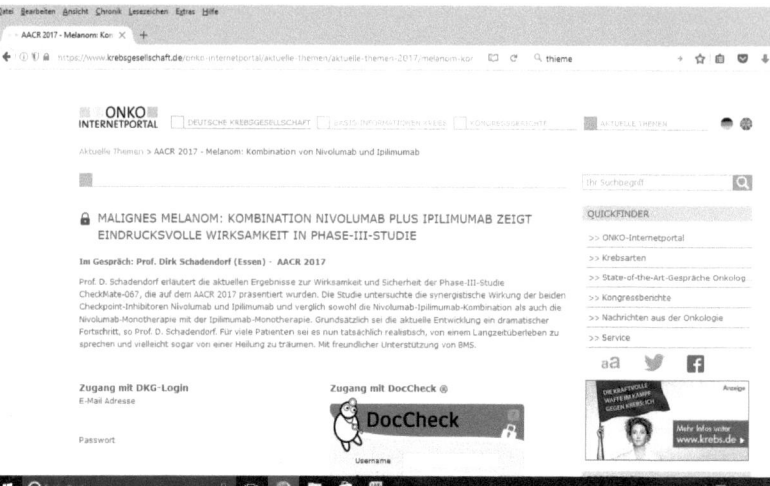

[37]   MSD Medienportal (2016): *Das Immunsystem – der Schlüssel im Kampf gegen Krebs.* URL: http://www.msd-presse.de/nachrichten/detail/das-immunsystem-der-schluessel-im-kampf-gegen-krebs/ (Abgerufen: 21. Mai 2017)

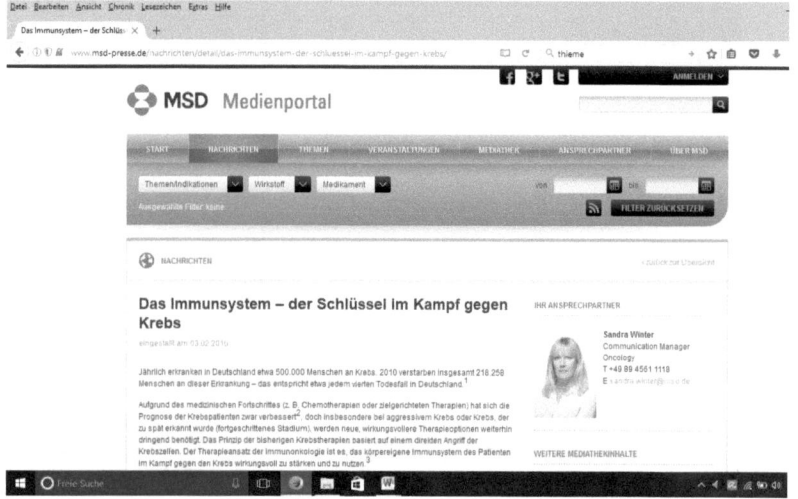

[38]   DocCheck Flexikon (2017): *Krebs*. URL: http://flexikon.doccheck.com/de/Krebs
       (Abgerufen: 21. Mai 2017)

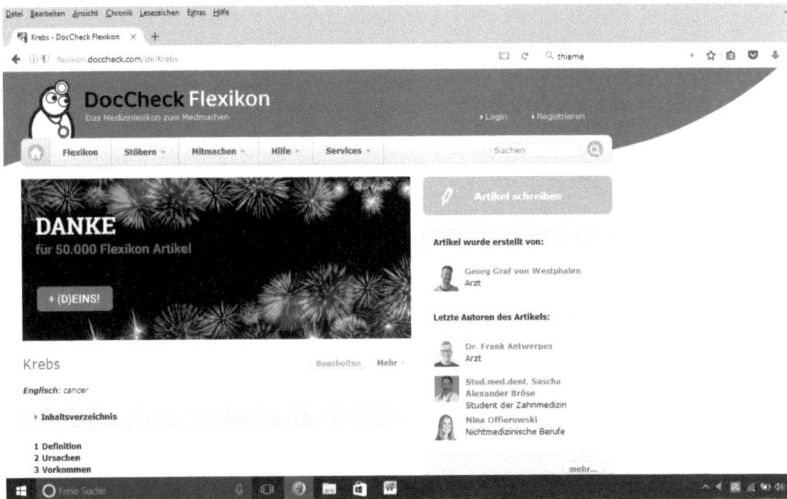

[40]   Rüegg, Peter (25.06.2014): *Tarnkappe für Immunzellen*. URL:
       https://www.ethz.ch/de/news-und-veranstaltungen/eth-news/news/2014/06/tarnkappe-
       fuer-immunzellen.html (Abgerufen: 21. Mai 2017)

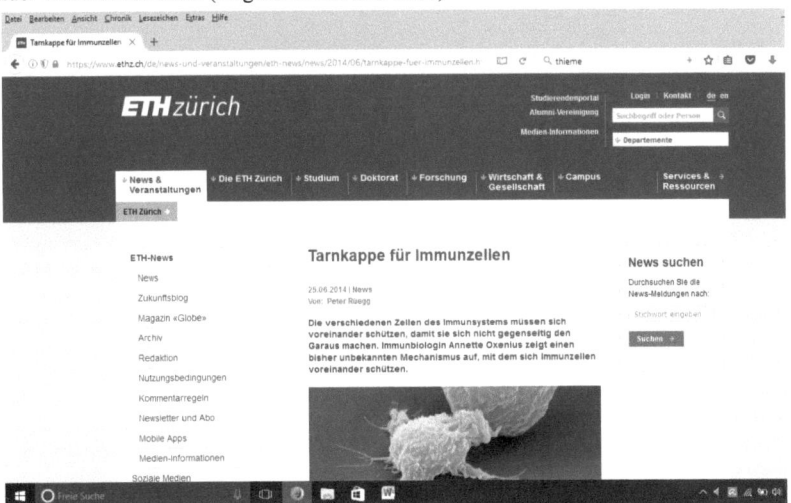

[43]   Strait, Julia Evangelou (21.09.2016): *New immunotherapy for leukemia shows promise in small clinical trial. 'Training' immune cells boosts effectiveness in patients with AML.* URL: https://medicine.wustl.edu/news/new-immunotherapy-leukemia-shows-promise-small-clinical-trial/ (Abgerufen: 30.05.2017)

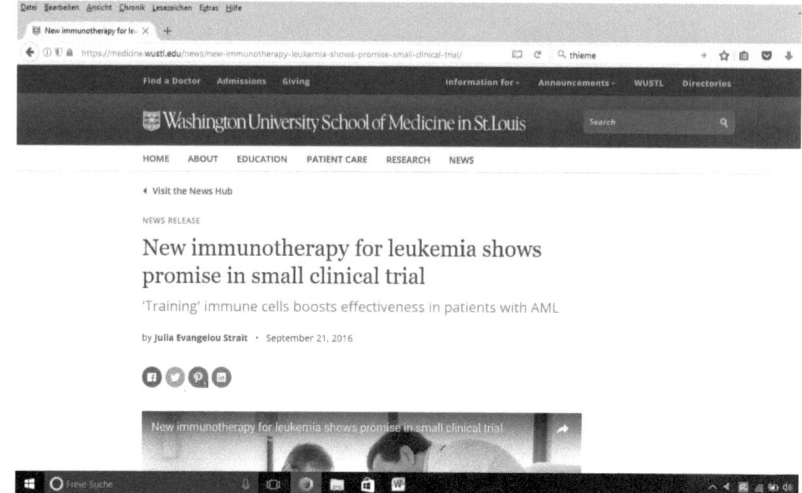

BEI GRIN MACHT SICH IHR WISSEN BEZAHLT

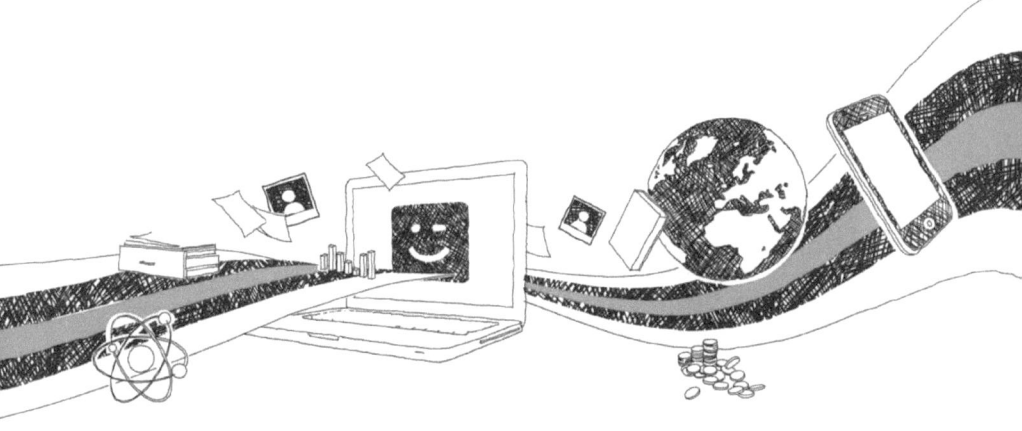

- Wir veröffentlichen Ihre Hausarbeit, Bachelor- und Masterarbeit

- Ihr eigenes eBook und Buch - weltweit in allen wichtigen Shops

- Verdienen Sie an jedem Verkauf

Jetzt bei www.GRIN.com hochladen und kostenlos publizieren

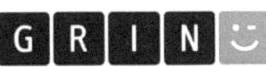